Arlina Segovia

Como le gané la batalla al cáncer en 3 meses

Arlina Segovia

Como le gané la batalla al cáncer en 3 meses

Porque para nadie es fácil contar una historia como esta

JustFiction Edition

Imprint

Cover image: www.ingimage.com

Publisher:
JustFiction! Edition
is a trademark of
Dodo Books Indian Ocean Ltd., member of the OmniScriptum S.R.L Publishing group
str. A.Russo 15, of. 61, Chisinau-2068, Republic of Moldova Europe
Printed at: see last page
ISBN: 978-613-9-42575-4

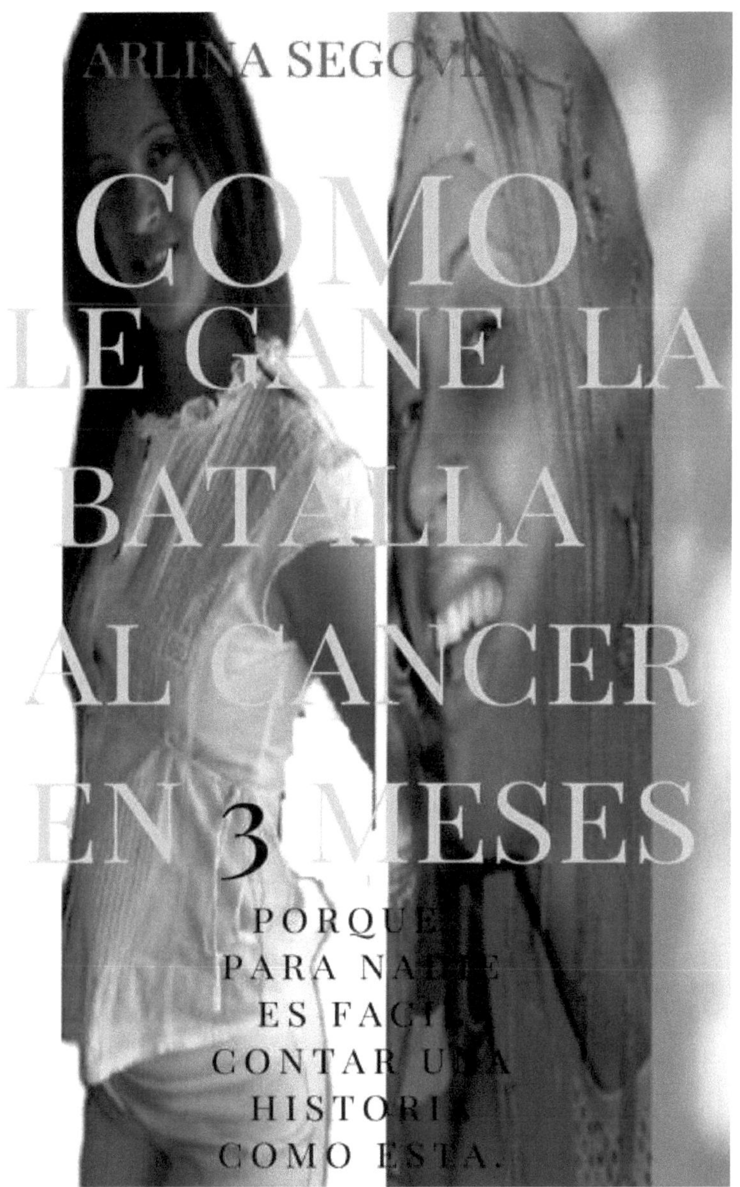
ARLI A SEGO
COMO
LE GANE LA
BATALLA
AL CANCER
EN 3 MESES
PORQUE
PARA NA
ES FAC
CONTAR U A
HISTORI
COMO E

Primeramente con la ayuda de Dios y nuestro señor Jesucristo:

43 radioterapias, 4 quimios + medicinas alternativas.

Tabla de contenidos

Poesía para aquellos que tienen cáncer

Cuando sientas que tu mundo se cae y el reloj pareciera marcar las horas rápidamente, siempre habrá alguien que te acompañe en este sendero, que aunque siendo corto, nuestra mente lo percibe extenso. Cuando tu cuerpo no quiera responder pídele a tu mente que lo haga proceder. Cuando tu mente este sumergida en una tristeza tan vacía y oscura, como si al abrir tus ojos, pareciera que todo lo que vieras fuera oscuridad pídele a tu espíritu. Y cuando tu espíritu no quiera reaccionar a tus peticiones… pídele a Dios desde un inicio, para que en ninguna de las circunstancias antes mencionadas vayas a caer. Ten la plena seguridad; que <<si jamás dudas, Dios enviara a muchas personas; para que te abracen; cuando tu mente no te permita pensar y

cuando tu espíritu no te de la fuerza interior para reaccionar>> pídele... pídele mucho a Dios porque él te guiara a luchar contra el cáncer que solo tú, principalmente... podrás derrotar.

Agradecimientos

Agradezco a Dios, por darme una tercera oportunidad de vivir. A mi madre por acompañarme en cada momento al hospital y estar pendiente de mí en mi hogar. A mi esposo por tomar la responsabilidad de atender a mi hijo en todo momento y apoyarme; como otros no lo hicieron; porque abandonaron a sus esposas, en tan difícil situación. A todos muchas gracias.

Prólogo

Este libro... que a continuación presento, para su inmediata publicación, ha sido dividido en capítulos, cada uno de ellos narra historias difíciles de contar, llenándome de valentía, para poderlas relatar. Estas son etapas transcendentales, partiendo de mis experiencias, con esto les muestro algunos de los temas, a fin de que se identifiquen aquellos que están pasando por situaciones similares, de las cuales yo pase. Reafirmar que fue de gran ayuda el leer e ilustrarme, para tener conocimiento en temas de autoayuda. Esto despertó en mí un gran interés de emprendimiento, con la intención de ser una futura escritora. Siendo sincera, me admiraba cuando mis manos comenzaron a tocar un lápiz para relatar cada hazaña, cada acontecimiento, sin filtro alguno. A veces me daba pena mostrar la cruda realidad, de todas las situaciones que pase. El CPU es mi cabeza, guardando tanta información y plasmando como oro en polvo en estas sinceras líneas. En si es el miramiento de lo real, de lo creíble y cierto, de todo lo que expuse aquí. En algunos de los capítulos, mis vivencias fueron angustiantes y devastadoras, pero nadie me iba a detener, en cuanto a mi empeño sobre mi sanación era crucial y dependía de mi decisión para proceder y mi fe en Dios. Me siento perpleja, por el hecho de narrar esta historia, que si bien es cierto, es sobre mi vida. No miento al mostrarle al mundo lo crudo que fue cada acontecimiento. A veces me admiro en cada hazaña; cada reto y cada situación de cómo lo enfrente. Creo entender porque las mujeres somos más decididas y guerreras; nos gusta luchar, sin tener miedo a los obstáculos más escalofriantes. Nos vemos envueltas y nos libramos de ellos; de crisis difíciles de soportar. Pero sin menoscabo, lo logramos. Desde mi perspectiva lo que debemos tomar en cuenta es no llevar a cabo tantas conductas inapropiadas, así como situaciones negativas que debiliten y afecten fuertemente nuestras emociones. No se puede pensar en las rabias, angustias y frustraciones, siendo estos sentimientos negativos; que solo contribuirían en sentirnos menos fortalecidas, para combatir nuestras dolencias. El mejor antídoto es reír <<la riso- terapia>> te ilumina el rostro. El hacer contacto con la naturaleza, disfrutar con tu familia y amigos, así como conocer o estar con personas que te ayuden, te motiven, te den esperanzas de vida es una forma de contribuir con tu bienestar. Pero no estés con aquellos que te resten, desecha las personas toxicas, no te hacen bien; traen malestares y pesadez. Con la experiencia que he obtenido en el transcurrir del tiempo, en lo que respecta a esta enfermedad, tan agobiante, he podido experimentar desesperación y frustraciones difíciles de canalizar. Él cáncer es una enfermedad que ha arrasado con millones de vidas en el mundo entero; desde hace muchos años. En este libro les contare cada detalle sobre mis alegrías y mis penas, siendo estos momentos inéditos e impactantes; que solo el lector con conciencia humanística y capacidad de discernimiento, podrá comprender. Me siento afortunada en haber escrito y narrado esta historia. Para aquellos que han vivido experiencias similares; lloraran al igual que yo lo hice, mi hijo fue mi motivación; por lo tanto, solamente el pensar en él, que naciera y creciera con su madre al lado, era todo para mí. Ninguna persona está preparada psicológicamente para esta zozobra. Es triste desvanecerte y no tener opción que no sea otra que enfrentar los obstáculos que presenta la vida. Sin embargo, debo reconocer que optar por la medicina alternativa y la medicina científica; acompañada de una buena alimentación, fue unos de los pasos agigantados para mi posible recuperación. En este libro señalo mis vivencias desde mi nacimiento hasta está fatal enfermedad. No fue fácil, aunque no me rendí; he sido perseverante y disciplinada en todas las circunstancias que ha sido marcada mi vida. De hecho con todo lo que ha suscitado, mis creencias se han mantenido en curso, en cuanto a mi fe. Le pedí a Dios por mi vida, puesto que desde mi perspectiva, él es el único ser supremo en todo el universo con el poder de hacer posible lo inalcanzable para muchas personas…<< no una enfermedad mortal a la que logre vencer>>. Sentía que este no era mi fin; ansiaba estar aquí por mi hijo, él me necesitaba y me necesita; ninguna madrastra podrá entregarse como lo haría una madre como yo, que amo y adoro a mi hijo, puede que hayan excepciones de mujeres con tratos ejemplares para con los que no son sus hijos de crianza, estando ellos en proceso de formación y de un buen cuidado en lo que respecta el ser una ama de cría; pero en la mayoría de los casos las madres biológicas son las que muestran total entrega con sus hijos, científicamente somos las más identificadas y apegadas al cuidado, amor y protección. Estas son palabras de una madre que se despegó de su hijo para entregárselo a su padre por 3 meses y recibir el tratamiento de quimioterapia y radioterapia, sin miedo, ahora puedo confesar que tuve el valor de afrontar mi situación, para ponerme en manos de expertos y así recuperar el tiempo perdido con mi familia. Mi esposo es una, persona que me acompaño desde que inicie la universidad; ya que pasamos por situaciones fuertes. No obstante, siempre he pensado, y el muy bien lo sabe… que una mujer no debe estar supeditada, ni depender de un hombre; debe forjarse profesionalmente, generar sus propios ingresos económicos, no hay nada más bonito y admirable para un ser humano valerse por sí mismo. Debemos arriesgarnos mucho más y esforzarnos para obtener grandes y verdaderos frutos, las mujeres tenemos que ser ejemplo de vida. ¡No le tengamos miedo a nada!, si nos toca enfrentarnos a la muerte, hagámoslo y ganemos la batalla. Cuando se me presento esta situación de salud, pude observar en el transcurso de los tratamientos recibidos, a algunas personas que estaban pasando por situaciones similares y no desmayaron, siendo estas muy optimistas. Entendí que no estaba equivocada con mis pensamientos, en cuanto a ¿si hay otras personas que lo han logrado porque yo no? Aferrarse a la vida es la oportunidad para que se te abran mil puertas y enfrentar nuestros miedos, para fortalecerte y disipar dudas que no te dejan avanzar, yo lo viví y lo logre. Personas conocidas y ajenas a mí, me decían que no parecía que estaba enferma; <<porque eres tú como te proyectes a nivel espiritual>>. Sí, estaba demasiado delgada, pero mi rostro se mostraba sonriente, a pesar que había en mi útero un tumor de 4 centímetros y medio; por fuera irradiaba luz y vida. Me visualice tan sana, que al final gane una nueva experiencia, gane buenas amistades, gane esta dura batalla. Me siento bendecida por eso, para mí lo más hermoso es estar viva, compartiendo con mi familia y lo más bello en mi vida es… mi hijo, la felicidad no tiene precio es infinita, si estas atravesando por una situación de salud critica, como el cáncer. Este libro es para ti y si no es así, pero te gusta la lectura basada en hecho de la vida real, te invito por medio de mi experiencia a concientizar a aquellos que por ende sufren esta terrible enfermedad. Personas que conozcas y estén pasando por esta misma situación, ya que no necesariamente tiene que padecerla, puesto que a los familiares también les afecta el sufrimiento por el cual está pasando la afectada, siendo esta una terrible situación. Lo que intento es orientar, por medio de mis propias experiencias, a que tomes el control de tu vida, de la manera más adecuada posible para ti. Sé que mis vivencias no son las tuyas, pero si te puedo asegurar que estarás más preparada para enfrentar cada hazaña, con más determinación, aplomo y conciencia, ser más objetiva que subjetiva, aunque por dentro estés sufriendo debemos pensar fría y calculadamente las decisiones que tomaremos a partir de ahora, conocí gente maravillosa que me aportaron valor e ideas, me ayudaron con los medicamentos <<donaciones>> el sentido humanista y la solidaridad se vieron reflejados en cada persona. Actualmente de cierta manera he logrado obtener una bonita amistad con cada una de ellas. Las buenas y hermosas acciones están en lo que ofreces de corazón; el aprendizaje te hace fuerte y te ayuda a motivar y a motivarte, te revive y te hace ser portavoz de... hasta situaciones difíciles por las que has pasado; mientras más conozco personas que han estado en este proceso, estoy más enfocada en orientar y asesorar, porque mi propósito es que conozcan realmente un motivo, por mi parte ha sido el regocijo de mi hijo; el llenarme de mucha valentía y dedicación, expresando en esta líneas mi historia, para recordarles a mis honorables y respetados lectores que todos los días se puede vivir y disfrutar con inmensidad; una vez que se logra ganar la gran batalla, como lo hice yo, con mucha humildad y dedicación. Ninguna historia de contenido real podría ser más interesante si nos es contada por quien la ha sufrido y por tal razón mi historia lo es, ya que es cruda y real, que pudo haberme pasado después de casi 5 años. Les describo con lujos de detalles de cómo supere, afronte, renací, en cuanto a mi salud, esta historia es de ustedes y me halaga el simple hecho que haga un efecto que denote cambios memorables... Ahora bien mi amigo lector, sin más reverencia te invito a que leas mi libro esperando que sea de tu agrado y puedas contribuir en aportar ideas relacionadas al tema en cuestión, dejando en claro que la ayuda y el regocijo es salvar vidas a través de la lectura concientizada, que te permita reflexionar.

Capítulo I. Un resumen de mi vida

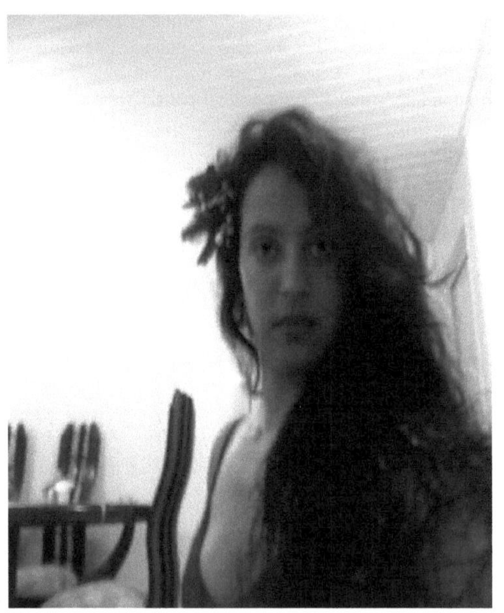

Me llamo Arlina Yaracari Segovia. Soy la menor de 5 hermanos. Nací y me criaron en Naguanagua, Edo. Carabobo <<Venezuela>>. Durante mi infancia me caracterice por ser una niña introvertida, no me gustaba compartir o relacionarme con niños de mi edad. Mi mama cumplió el rol de padre; ya que mi papa nunca me acepto como su hija legitima. Hubo momentos en los cuales no teníamos para alimentarnos; no obstante, mi madre siempre encontraba la forma de resolver nuestra comida. A mis dos años de edad, tome accidentalmente unas pastillas, que provocaron un envenenamiento en mi cuerpo y por poco pierdo la vida, por descuido de una tía, que en ese momento me estaba cuidando. En aquella ocasión mi papa nunca fue al hospital, para saber cómo seguía, logre salvarme de esa situación, sin quedar secuelas o daños por causa de las pastillas. A mis 7 años, mientras me estaba bañando en un rio, en compañía de mis hermanos. Recuerdo que mi hermano Domingo Antonio me lanzo, una olla con agua, golpeándome fuertemente en mi frente esto provoco una herida, que nuevamente hizo ingresarme al hospital. Mi hermano no lo hizo con mala intención, en aquel entonces él contaba con apenas 14 años de edad; era un adolescente; recuerdo que él estaba muy nervioso. Una anécdota de mi infancia: a mis diez años , mi hermana Gloria , a sus 14 años de edad para aquel entonces era una joven con un gran sentido del humor, pero a veces me fastidiaba y como yo me caracterizo por tener desde niña un gran carácter, siempre he sido tranquila, aun así no aguanto juegos pesados, que me molesten, ni los comparto; mi hermana comenzó a incomodar y lanzarme cosas para verme brava, de mi parte estaba en la sala acostada en un mueble, enfurecí tanto que tome un zapato y donde ella se encontraba se lo tire ...jajaja (risas). Por suerte para ella no le logre acertar; aunque considero que era mejor, ya que sin la más mínima intención partí con el impacto del zapato, un cuadro de papiro que estaba en la sala. Mi mama no estaba en casa. Gloria me dijo: —tienes dinero para mandar a repararlo. Yo como estaba muy molesta, le respondí. —déjame la vida en paz. Enseguida salió como alma que lleva el diablo de esa casa para comprar el vidrio que por culpa de ella yo partí. No sé realmente como le hizo mi hermana para conseguir la plata e ir a comprar el vidrio, antes que llegara mi mama de trabajar, pero logro resolver el daño causado antes que ella llegara. No obstante, mi mama lo supo todo, ya que algún chismoso de la cuadra le dijo que gloria había salido con un cuadro que era más grande que ella. Mi mama, no le reclamo con mucho afán a gloria y está por excusarse me culpo, pero mi mama le dijo -algo le debiste haber hecho que reacciono de esa forma. Sabía el carácter de cada uno y su debido comportamiento. Después de eso todo regreso a la normalidad. Ese mismo año, recuerdo que me dieron un regalo, mi mama y mi padrino llamado Lewek... fue una sorpresa, no me lo esperaba; por fin tendría mi cuarto solo para mí, ya que para aquel entonces todavía dormía con mi madre en su habitación. Mi padrino me compro la mesa de noche un gavetero y una cama individual. Las otras cosas que faltaron mi mama me las compro .Sentí que era la niña más feliz y afortunada del mundo. Nunca tuve a un padre a mi lado pero ese caballero de una forma muy especial pudo cubrir todos aquellos vacíos que en mi corazón se alojaban. Mi padrino era sastre, Nació en Polonia sufrió mucho, ya que su familia fue asesinada, menos su esposa e hija en definitiva perdió todo cuanto tuvo, todo quedo destruido por causa de la segunda guerra mundial; el falleció cuando yo cumplí 17 años, he realizado un Libro sobre su vida, titulado << Mi Padrino>> lo podrán obtener por Amazon Kindle fue creado y pensado para las personas que les apasionada, la vida real. A los 15 años tuve una lesión en mi rodilla izquierda, mientras que jugaba con mi hermana Gloria y unas vecinas el juego de <<la ere>> para quienes no saben cómo se juega o por la variedad de culturas y costumbres; el juego se hace mediante una persona que en este caso se le dice <<la ere>> que intentara tocar a las personas que no lo son, mientras que estas se trasladan a una parte que las haga inmune a ser tocado, en este caso se le llama <<thai>>.Yo estaba corriendo y cuando me dispongo a tocar el thai sentí que la persona ya estaba muy cerca me dispuse a saltar; pise de una forma inapropiada y me termine lesionando la rodilla izquierda; quedándome la rótula fuera de la posición original, todo el líquido de la rodilla se salió de su lugar y otra vez para el hospital. Al llegar recuerdo que primero trataron de llevarme la rodilla a su lugar nuevamente para luego extraerme 8 inyectadoras de líquido con sangre que tenía en la rodilla, ¡sin anestesia! Aquello fue horrible, yo gritaba, lloraba, era una pesadilla, que duro como una hora y media de sufrimiento. Ese mismo día los médicos me dieron de alta, me colocaron un yeso y me recetaron unas pastillas para cuando tuviera dolor. Tres meses después los médicos me quitaron el yeso y a su vez un especialista se disponía a realizarme una cirugía porque luego de la fractura, se presumía que la rótula no quedaría en su lugar, y para sorpresa mía no fue así. El doctor me dijo: - ¡vaya, vaya! Arlina me parece que no va a ser necesario realizarte una operación, aquí lo que se nota es una pequeña desviación de la rótula en la rodilla, pero tranquila no es nada alarmante, eso es algo que se puede corregir con tratamiento y un especialista en la materia. Me realizo una orden médica con la intención que me efectuaran una series de terapias en el área afectada, para el momento a mi madre no le resultaba conveniente de acuerdo a sus posibilidades económicas; por lo tanto iniciamos un recorrido en algunas instituciones a fin de obtener respuestas, en cuanto a lo que dijo el doctor; fue nuestra insistencia y preocupación lo que hizo que me dieran una pronta respuesta; recibí ayuda de la gobernación; en aquel entonces, subsidiándome la mitad del dinero en FUNDADEPORTE en ese sitio aceptaron las condiciones de pago por medio de la institución pública donde se realizaban terapias de ese tipo. Cuando había cumplido el año; los médicos me recomendaron hacer ejercicios con un entrenador especializado, en un gimnasio; según ellos de esta manera acelerarían el avance de recuperación en mi rodilla, fortaleciéndose lo suficiente para volver a la normalidad. Duré aproximadamente 2 años ininterrumpidos en este proceso. Una vez sanada completamente la rodilla; un nuevo acontecimiento, de gran impacto sucedería; esta vez, parte de mi familia fue afectada. Ocurrió en el año 2003, mientras nos mudábamos de estado; ya que mejoramos financieramente mi hermano trabajaba muy fuerte. Viajábamos sietes miembros de mi familia y un vecino que recibió remuneración de parte de mi hermano para que nos manejara, en total éramos 8 personas a bordo de dos vehículos de nuestra propiedad. Nos dividimos, 3 viajarían en un carro con el chofer y los otros 5 con mi hermana Gloria. Estaban conduciendo muy aprisa; como compitiendo el uno con el otro; recuerdo que mi hermana lo pasaba a gran velocidad y el chofer decía -ya va a ver, esa mujer, no me va a pasar -mi madre quien viajaba en ese mismo auto conmigo, a ese loco; le decía: —baja la velocidad mijo, no ves que es peligroso. Tranquila vieja no va a pasar nada, yo sé lo que hago. Por un momento se calmaron y le bajaron a la velocidad; pero faltando hora y media de llegar a nuestro destino, se detuvieron a preguntarle a un hombre con aspecto extraño, si lo que quedaba de carretera, estaba en óptimas condiciones para manejar confiados. El hombre le respondió a mi hermana -¡sí; dele con confianza que todo eso está muy bien! Mi hermana piso completamente el acelerador, quedándonos nosotros atrás; el chofer enseguida piso el acelerador también, disponiéndose en seguirla a máxima velocidad. Era aproximadamente las 8:30 de la noche. Nosotros estábamos dudosos, ya que la carretera estaba muy solitaria, esa era la razón por la cual nos habíamos parado a preguntar a una persona que vivía cerca del lugar y que trabaja a esa hora pintando y remodelando parte de la carretera a esa hora de la noche. Mi hermana cada vez más aumentaba la velocidad, al punto que ya no la veíamos muy cerca. El chofer coloco el croché en la velocidad máxima y piso hasta el fondo el acelerador; alcanzando cada vez más a mí hermana; no recuerdo a qué velocidad íbamos, lo que si se, es que a muy alta velocidad. De repente mi hermana choco con un muro que estaba atravesado en la carretera, como el chofer, que conducía el vehículo donde yo iba con mi madre, tenía la velocidad al máximo… no logro reaccionar a tiempo, logrando impactar con el vehículo que mi hermana conducía, el cual segundos antes choco con el muro enterándome después que el muro de concreto estaba ahí, porque hubo muchos sinestros, de personas que conducían a alta velocidad, cayendo desde un puente al precipicio. Mientras sufríamos por los dolores y algunas lesiones por el impacto, observaba por un lado a mis sobrinos quejándose del dolor en las rodillas, por las fracturas que tuvieron. Mi madre estaba adolorida, a mí poco o nada me pasó ya que tenía puesto el cinturón de seguridad, tan solo la marca de la cinta en mi pecho, tuve a causa del impacto. Yo llamaba desde mi celular, a mi hermana mayor, para decirle lo ocurrido; mi hermana gloria estaba en el piso convulsionando; fue sacada del carro por residentes de la zona, que habitaban en una comunidad que quedaba por debajo del puente. Muchos de ellos nos ayudaban, otros nos hurtaban nuestras pertenencias. Mi madre les decía —¡ya basta; que hacen! ¡No lo hagan! Pero las personas no obedecían; eran como vampiros queriendo chupar la sangre de los indefensos. Yo era la única que estaba más capacitada para asumir la responsabilidad de velar por mi familia; aunque no lo pude hacer con nuestras cosas personales. No obstante, eso de nada sirve cuando nuestra vida está en juego. Alguien llamo la ambulancia. Nos trasladaron a todos al hospital, el chofer tuvo heridas leves al igual que yo, el médico le dio de alta al día siguiente, este hombre también se valió de nuestra buena generosidad, hurtándonos varias cosas de valor; principalmente prendas de oro; marchándose ese mismo día, al sitio en el cual vivía. Sin embargo estaba llamando a mi hermana mayor Angelimar y mi hermano Domingo Antonio, para que nos brindara apoyo, en ese estado porque allí no conocíamos a nadie. Los doctores me ponían al tanto de todo diciéndome que mis 3 sobrinos sufrieron fracturas en las piernas, mi ex cuñada, ex mujer de mi hermano, en ese entonces; sufrió fractura en la columna, lo cual fue necesario que mi hermano pagara una ambulancia desde el estado en el que estábamos, hasta la ciudad de donde veníamos; puesto que en ese lugar, no estaba el especialista que practicara operaciones de columna. Trasladaron solo a mi ex cuñada con el fin de realizarle una operación de inmediato, en su columna, que era el área afectada. A mi hermana le diagnosticaron fractura cráneo encefálica ¡estaba en coma¡ yo era la encargada de asearla, luego de que hacia sus necesidades fisiológicas. Tres meses después le dieron de alta a mis sobrinos y a mi cuñada. Mi madre como sufrió lesiones leves; apenas unos golpes; a la semana de haber tenido el accidente; le dieron de alta. Solo nos quedaba mi hermana Gloria; que no salía de su largo sueño. Pero un año después ¡por fin logro reaccionar! Transcurrido el año, de ese terrible accidente; me inscribí en un gimnasio, con la intención de liberarme de todo lo que había pasado, distrayendo mi mente en otras cosas. Después de varios meses de entrenamiento recibí motivación de mi familia y allegados del momento, para que participara en una competencia regional de bodyfitnes; un estilo de fisicoculturismo; al cual aparte de hacer ejercicios tuve que realizar una dieta rigurosa, eso sumado a la hidratación perfecta de la piel, a fin que se pudieran observar los músculos estéticamente perfectos. En esa competencia solo logre quedarme con el segundo lugar en mi categoría, siendo para muchos agridulces, ya que, muchas personas comentaron que yo debí ganarme el premio, pero bueno... Dios sabe porque suceden las cosas. Tres años después decidimos mudarnos del estado Barinas. Y volver a la ciudad de Valencia; En el año 2005 del mes de noviembre le di una sorpresa a mi hermana cuando llegue a la casa, donde ella vivía con su esposo, siendo aquel sitio donde nací y me criaron, se quedó impactada y feliz nos abrazamos un buen rato, luego abrace a mi cuñado, para aquel tiempo vivimos momentos muy bonitos que quedaran en el recuerdo y en nuestras memorias, comí muchas hallacas ya que llegue en un buen momento para los preparativos y las compras porque de costumbre las hallacas se hacían un mes antes así que me toco amarrarlas y limpiar partes de las hojas, fueron momentos únicos ya que de mis hermanos, con la que siempre he tenido mucha empatía es con mi hermana mayor. Luego llego el año nuevo 2006 el propósito de recomenzar una nueva vida. Decidí estudiar en una universidad donde logre graduarme de abogada. En ese mismo lugar, conocí a quien hoy en día es mi esposo, con el cual pude estudiar la misma carrera, logrando graduarnos al mismo tiempo; eso fue en el año 2013. Ejercí mi profesión 2 años, aun así sentía la necesidad de concebir, presentía que era el momento indicado me retire <<el aparato o T de cobre>> que así lo llaman, especialista en el área introduce lo antes mencionado para prevenir un posible embarazo aunque ya me encontraba en la posible búsqueda; de concebir un ansiado y maravilloso bebe.

Capítulo II. Capítulo II. Mi estabilidad económica en tiempos de crisis

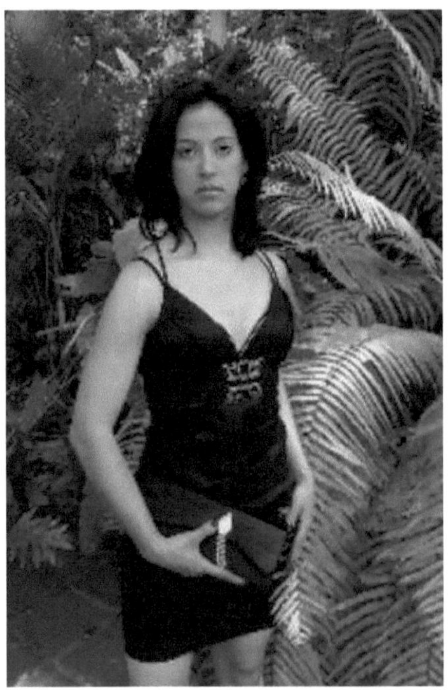

En el año 2015; en menos de un mes había quedado embarazada me sentí plena y bendecida, primero le dije a mi madre que tenía la sensación que estaba embarazada ,se emocionó y lo primero que me dijo: — ojala fuera así porque en la casa ya hace falta un niño, al día siguiente me hice una prueba de orina y arrojo ser positivo, mi hermana se impactó no lo creía me dijo: —¡hazte la prueba de sangre yo en esas no me confió he oído muchos cuentos! ¡No me digas más nada para mi tu no estas embarazada! Y se reía me quede sin palabras al día siguiente salí muy temprano me fui a un laboratorio privado y espere media hora por el examen cuando llego el momento el doctor me entrego el resultado con alegría diciéndome— ¡está embarazada! Le respondí: — ¡que feliz me siento ya lo estaba esperando! Me retire del lugar con una sonrisa de extremo a extremo cuando llegue a casa estaba mi hermana sentada con mi mama había llegado a la casa 10 minutos antes le dije hermana aquí te entrego muéstrale a nuestra madre van hacer tía y abuela lo celebramos con un café para ustedes y un jugo para mí las dos me abrazaron las palabras de cada una, marcaron en mi momentos de felicidad y en mi bebe que en ese momento se estaba empezando a formar, mi madre llamo a mi hermano para darle la buena y nueva noticia, para ese tiempo yo no me hablaba con él ;era muy humillante y no respetaba el criterio de los demás. Sin embargo actualmente nos llevamos muy bien, porque cambio mucho y está más entregado al universo, que él lo define como una forma de ver las cosas totalmente distinta pero más centrado descubriendo las maravilla que eso le proporciona, aunque algo si tiene, que él no es orgulloso y yo sí, cuando llego de viaje insistió en abrazarme y yo no deseaba hacerlo, pero la barriga fue su inspiración, me abrazo y estaba muy contento, cabe destacar que mi mama se encargó de llamar a mis otras dos hermanas para reunirnos en familia por la nueva noticia esto lleno de alegrías y reconciliación en la casa de mi madre. Mi esposo y yo, ya lo presentíamos, lo estábamos buscando, cuando le entregue el resultado, lo primero que hizo fue decirles a su madre y a todos los vecinos que estábamos esperando un hijo.

Tome la decisión de no seguir trabajando, por precaución al cuidado de mi bebe, ese ser que estaba dentro de mí. La crisis económica se fue agudizando en Venezuela; comenzando a afectar a ciertos sectores del país; principalmente los de clase pobre; y algunos cuantos de clase media. Así como sucedió, con los trabajadores públicos y privados; de una forma muy similar les sucedió a los Abogados noviciados y muchos que no eran noviciados también; que el salario mínimo, no les alcanzaba para nada; por el hecho que la inflación, la devaluación, los bloqueos económicos y la corrupción; estaban acechando al pueblo venezolano. Mi esposo deja a un lado la idea de emigrar y decide dedicarse al oficio de la mecánica automotriz; como ayudante de su hermano, quien era el mecánico, con más de 20 años de experiencia y una gran cantidad de clientes en su andar. Ya que era uno de los pocos oficios que estaban cotizados en ese entonces; como hoy en día; a causa de la falta de divisas necesaria para comprar los repuestos del vehículo. La mayoría de los mecánicos por voluntad propia, deciden aumentar la mano de obra partiendo de la hipótesis <<si se daña ese repuesto, yo montándolo, hasta perdería mi fuerza de trabajo, por tener que responderte por el daño>> y de esa hipótesis nadie los sacaba, aunque sin ánimos a ser subjetiva, es verdad ya que a mi esposo, no conociendo mucho la mecánica, cuando empezó en el oficio, por falta de experiencia, partió la <<tapa válvula>> de una camioneta Eco sport, de la cual duro dos meses para pagarla, esa vez… sí que la vimos complicada. Mi esposo ganaba el 40 % por cada carro reparado, haciendo un total hasta de 500 mil bolívares fuertes mensual; mientras que un asalariado solo lograba ganar 6 mil bf quincenal lo que equivalía a un dólar para ese entonces, eso apenas alcanzaba en la compra de medio cartón de huevo. Todo iba de maravilla; para mi familia y para mí… o por lo menos eso creía yo. Muchos clientes, comenzaban a guardar sus carros, por no tener dinero para repararlos; otros dejaban de alimentarse bien, hasta el extremo de no comer, para así poder tener el dinero necesario, que le fuera útil en la compra del repuesto y la mano de obra; mientras que habían algunos que tenían familiares fuera del país y estos cubrían todos sus gastos, pero en casos extremos hubo personas, clientes del taller de mecánica automotriz que emigraban, diciendo <<esta vaina no la aguanta nadie, yo me voy>>. No obstante hubo persona que estaban haciendo la plata en Venezuela; compraban el repuesto y pagaban la mano de obra sin tartamudear.Transcurrieron 8 meses, ya estaba a poco de dar a luz. Muy nerviosa y a su vez muy feliz, que solo me faltara un mes para la llegada de mi hijo. La doctora me mando a comer muchas frutas y a tomar vitaminas. Mi esposo me cumplía mis antojos; comprándome parrilla, muchos chocolates, galletas y de todo lo que le pedía. Mientras para algunos la crisis económica, los atrapaba, en una cortina de humo muy oscura, para nosotros, fue la manera por la cual nos permitía sobrevivir de una forma confortable. En la calle muchos asalariados se quejaban de lo mal que la estaban pasando, diciendo con mucha rabia. ¡Este sueldo no nos alcanza para nada! ¡Nos estamos muriendo de hambre! ¡No encontramos medicamentos! Y pare de contar. Información que era muy cierta, cada vez que nos íbamos a comprar la comida mi esposo y yo, la mayoría de las personas, lo que hacían era ver las bolsas con la intriga de saber que habíamos comprado. En algunas personas, se le veía el hambre la frustración y la envidia, aunque no podemos negar que en muchos momentos fuimos humanistas con algunas de ellos que se acercaban a nosotros implorándonos un bocado de comida, para poder alimentarse aunque fuera por un instante. Nunca he negado que en la Venezuela actual la crisis estuviera arropando a muchos, solo manifiesto que a mi familia y a mí, no nos afectó desde un inicio

Capítulo III. La dulce espera

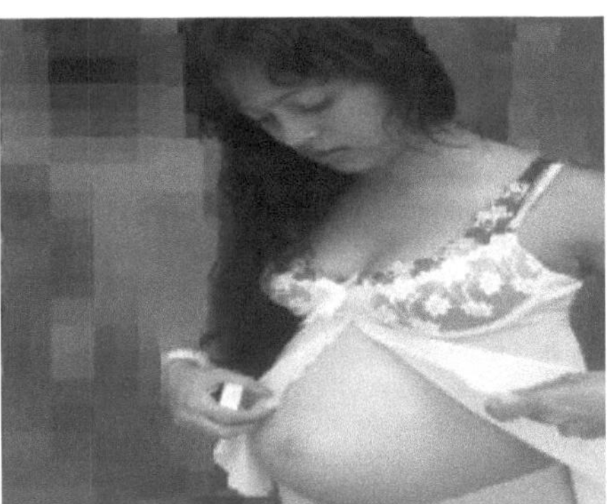

Faltando tres días para mis nueve meses de embarazo, tenía cita con mi Ginecobstetra. Ese día me acomodaría la posición de mi bebe, para parirlo, ya que según no estaba en buena posición; aunque unos día atrás, lo estaba. En el momento que la doctora se percata, que dentro de mi vagina se encontraba una masa de carne que se estaba formando; me dijo —Arlina no voy a proceder con el cambio de posición de tu bebe, ya que estoy observando en tu vagina una masa y presumo que pueda ser un Mioma, te remitiré a un doctor que conozco en el hospital universitario, Ángel Larralde. El doctor es Médico Cirujano, para que te realice una cesaría, sospeche que la doctora sabía algo, pero nunca tuvo la valentía de decírmelo. Me pude dar cuenta por el estado de nerviosismo que dejaba ver en su cuerpo y en su rostro. No le di mucha importancia y tres días después el Doctor, al cual la doctora me hizo mención, cuando decide revisarme, se sorprendió al visualizar el presunto Mioma, diciendo —El día domingo te voy a practicar la cesaría; en ese momento el doctor solicito la presencia de una enfermera, que me llevaría a otra área del hospital, logrando revisarme por segunda ocasión pero ya no sería en el área afectada por presunto mioma, sino donde se encontraba mi bebe. Revisaron y se aseguraron que por ese lado todo marchaba bien. Lo que si pude notar fue la molestia que sentí después que me evaluaron, razón por la cual deseaba irme a mi casa para descansar, me sentía indispuesta. Al llegar a la casa sentí muchas ganas de orinar. En ese momento estaba sola, pues mi madre había salido a realizar unas compras, me asome por la ventana, observando si estaba mi hermana Gloria, ya que vive al lado de la casa de mi madre, que es donde estoy yo, por suerte logre ver que estaba allí. ¡La llame — Gloria, Gloria ven hacerme compañía mientras que no llega mi mama! ¡Por favor porque creo que rompí fuente! —Enseguida voy. — Me dijo. A los segundos estuvo conmigo; seguidamente llame a mi esposo, que llego de inmediato en un carro blanco, en compañía del hermano, que era quien manejaba en ese intervalo regreso mi madre de la tienda. Al llegar nuevamente al hospital << dos veces en un solo día>> era para mí desmoralizante algo pasaba, primero una cosa luego otra, sin embargo con la segunda opción en lo particular, presentía una dulce espera mi mayor satisfacción en el día, seguramente era esa mi estadía, en ese sitio comenzaba a notarse una vez que empecé hacer mi trabajo de parto; lamentablemente no permitía hombres para quedarse así que mi esposo se tuvo que quedar toda la noche afuera, soportando el frio y sueño, mientras yo estaba adentro con mi madre luchando por una camilla, al poco rato me entregaron una, para poder dar a luz. Eran 8 mujeres contándome yo, que iban a dar a luz ese día, por suerte para mí el hospital queda a un kilómetro de distancia desde la casa de mi madre. A las 5:20 de la tarde, luego de unos dolores desgarradores fue que pude dar a luz. Unos segundos después de haber traído a mi hijo al mundo, fue que parte de mi familia incluyendo mi esposo se enteraron de la llegada de un nuevo miembro a la familia. No me quisieron dar de alta al día siguiente, porque el niño no me quería agarrar la teta y dure 3 días en el hospital. Tuve que comprar formulas, <<leche para niños recién nacidos>> para poder alimentarlo. Al día siguiente llegaron a visitar parte de la familia de mi esposo y el luego de tener a nuestro hijo en sus brazos se enterneció, cuando vio a su bebe por primera vez, me dieron de alta, seguidamente que firmáramos la planilla de nacimiento en la sala del hospital salí contenta de ahí y con mi hijo en brazos vestido de navidad. A los 21 días después una amiga nos visita a la casa, ella también tenía una bebe, era una niña. Mi esposo estaba en ese momento y le pidió a la amiga que le diera la teta para ver si la tomaba y ¡bingo, la agarro! La noche de ese día yo le comencé a dar la mía y así fue que logre amantarlo

Capítulo IV. Una noticia inesperada, el cáncer a las puertas de mi vida

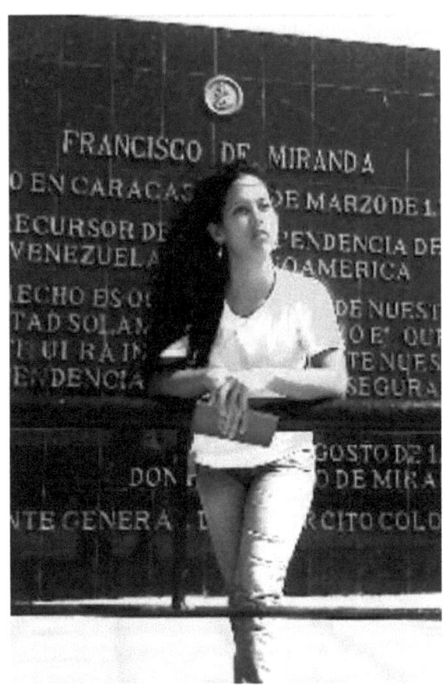

Tres meses después de estar en reposo, por el parto, mi madre se percató que estaba perdiendo peso y me dijo —te estoy viendo muy delgada hija. —Yo le respondí - tienes razón mama —bueno hija no lo pienses mucho, anda al médico a ver que te dice. Tres meses antes, mi ginecoobstetra me recomendó dirigirme a un médico privado para que me realizara un examen <<Citología>> yo nunca fui, por no tomarle mucha importancia ¡Primer gran error de mi parte! Decidí ir a un hospital público, donde trataban tumores benignos. Una enfermera muy amiga de mi familia me dijo —anda al Hospital Gonzales Plaza, allí en ese hospital, revisan y operan tumores benignos, como Pólipos, Miomas entre otros y también realizan Histerectomia. Me fui un poco nerviosa, pero muy entusiasmada, para el hospital que nos dijo aquella amiga. El día 18 de marzo de 2016, un día después de haberme dicho mi amiga enfermera; me dirigí al Hospital antes mencionado. Llegue a las 7 de la mañana. Había varias personas en la sala de espera. Por en mi mente pasaba que el susto terminaría ese día, pero no fue así. Después de dos largas horas de espera ¡por fin llego mi turno! — me dirigí. Entre al consultorio, en el lugar estaba una doctora, en compañía de una enfermera. Me dijo —pasa, quítate la ropa, para revisarte. Mientras me chequeaba me pregunto — ¿tú estás sola? — sí, ¿Por qué? ¿Qué sucede, doctora? — pregunte. Ella insistía, que debía estar acompañada, para darme la noticia. Me dijo —yo estoy viendo algo, que no había visto en todos mis años de experiencia, porque aquí tratamos tumores benignos y los operamos; ven a ver, te quiero enseñar las fotos. En el consultorio, había una cartelera y en esta se encontraban todo tipo de tumores benignos. Después de haber observado las imágenes, concluyo diciendo —ya viste como son los tumores benignos… ahora vas a evidenciar lo que trato de decir. La doctora no emitió palabra alguna, por unos segundos. Saco su celular y me tomo varias fotos en la zona afectada me las mostro y me dijo: <<eso que tienes en el cuello uterino es cáncer>> pero no te lo puedo asegurar. Yo necesito un especialista. —Llamo a un especialista y en menos de 5 minutos se apersono al consultorio, con dos pasantes para constatar lo que ella presumía desde un inicio, el doctor dijo: —Si; es cáncer, pero vamos hacer una cosa, te sugiero que la remitas al Hospital Oncológico y especifiques todos los detalles para que la atiendan lo antes posible. Me dijeron que me vistiera, me relajara, al tiempo que estaba llorando y llorando; había en mis ojos un mar de lágrimas. La enfermera, fue quien me tomo de la mano y seguidamente me abrazo, como por unos minutos; la doctora al ver que la enfermera me abrazaba, dándome unas palabras de aliento, ella lo hizo también; aunque de nada me sirvieron, porque seguía llorando. No tenía voluntad de llegar a mi casa, las calles parecían largas, el tiempo parecía detenerse mi entusiasmo se había apagado. Saque fuerzas de donde no las tenía, para salir del hospital y lograr sentarme en la acera de la calle. Sacando un poco más de fortaleza a sabiendas que mi hijo para mí, es y era mi energía, mi inspiración, deseaba llegar a mí casa y poder contar lo sucedido a mi familia. Al llegar a mi residencia les di la noticia inesperada. No obstante fueron optimistas, quienes estaban en aquel momento; mi mama, mi hermana María, mi hermano Domingo y mi hermana a la que tanto adoro y amo Angelimar la única que no se encontraba en ese momento fue Gloria. Yo no paraba de llorar, era algo involuntario de mi parte. Mis familiares me decía: — tranquila Hermana querida, esto es una gripecita, que se cura si la sabes tratar —me dijo mi hermano Domingo. A mi derecha me abrazaba mi mama y a mi izquierda mi hermana María y frente de mi me abrazaba mi hermana Angelimar. Mientras que yo seguía y seguía llorando. Dure casi todo el día y parte de la noche llorando. Ese día en la noche, llame a mi esposo para darle la mala noticia. EL no emitió ninguna palabra por unos segundos hasta que por fin reacciono, pero no dijo nada relevante. Porque se notaba que estaba escuchando una situación de gran envergadura como esa. Aunque había presenciado la muerte de su tío materno, de cáncer de pulmón, enfermedad que nunca se supo, sino hasta después cuando ya estaba muerto, porque la familia siempre lo ocultaba con supersticiones locas, que no daban lugar, ellos decían, que quien afirmara que el señor tenía cáncer era porque le estaban deseando la muerte. Al día siguiente nos logramos contactar con un Oncólogo, amigo de mi familia. Él fue nuestro enlace con un especialista, del cual quince días después estábamos teniendo una cita con el sujeto. El medico leyó el informe médico que me fue entregada en el Hospital Gonzales plaza, por los doctores que realizaban operaciones de tumores benignos. Me mando a realizarme unos exámenes, y unas placas concluyendo que podría ser un tumor canceroso pero era necesario estar completamente seguro. Solo me logre realizar un examen y por medio de ese examen fue que se logró determinar que evidentemente, tenía cáncer de cuello uterino. El doctor me anuncio que era necesario empezar a buscar los medicamentos y dar inicio a que me hicieran la historia en el hospital.

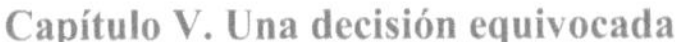

Capítulo V. Una decisión equivocada

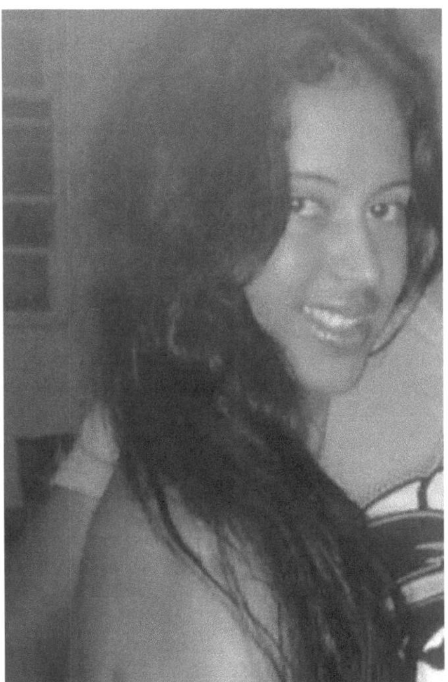

Estaba muy nerviosa, no sabía qué hacer. A mis 36 años de edad, iba a sufrir una enfermedad tan monstruosa y tan silenciosa. Mi hermano, realizo sus investigaciones por internet y logro convencerme en optar por una medicina alternativa; llamada <<la dieta alcalina>>, porque según él, con ese tratamiento me curaría del cáncer, no quería realizarme quimio ni radio, me aterrorizaba, el hecho de pensar que eso pasaría por mi cuerpo. Hablábamos sobre lo mortal de la quimio y la radio y lo mortal que era para el organismo, de cómo te quitaba células malas, pero también células buenas, Los efectos secundarios y sus causas, logre visualizar videos sobre dietas que matan el cáncer, sin necesidad de pasar por el trance de ese tratamiento tan devastador, como lo es la medicina científica; en el cual su tratamiento destruía células malas, pero también células buenas. Con la medicina alternativa; que en este caso fue la dieta Alcalina; comencé hacer dietas rigurosas en las cuales no debía de alimentarme con comida chatarra; todo debía ser comida sana; como: ensaladas, verduras, frutas y jugos extraños. Tomaba agua alcalina, mejor conocida como agua isotónica. Todo ese esfuerzo de mi hermano, fue muy lindo, ya que tuvo que optar por vender muchas de sus cosas; como el televisor, su computadora, un equipo de sonido y mucho más; para así poder llevar a cabo esta dieta tan costosa. Para el año 2016 las cosas se empezaron a poner fuertes en la parte económica, para muchas personas, mientras varios individuos se morían de hambre, por no tener dinero para comer; mi esposo paso de ganar bien entre la gran mayoría de la clase pobre y la clase media, que no ganaba mucho, a seguir ganando bien, pero con una inflación, que nos estaba matando, además debía mantener a su madre, a quien no le alcanzaba su pensión, ya que esta equivalía al salario mínimo, de ese momento; un salario muy devaluado por la crisis económica. Sin embargo, mi esposo teniendo en cierta forma la posibilidad, de comprarme uno que otro vegetal; se negaba, argumentando que esa dieta sin realizar quimio, me iba a matar; pero por lo menos me colaboraba con la compra de alimentos para mi hijo, mientras mi hermano lo hacía con la dieta alcalina. Mi esposo en desacuerdo con mi decisión; me llamaba todos los días desde el taller de su hermano, diciéndome ¡Recuerda que tenemos un niño! ¡Déjate de esa dieta tan loca! ¡Opta por la medicina científica! Yo le decía que no, ¡que respetara mi decisión!, que no le dijera ¡a nadie! Sobre mi enfermedad. Pero con el tiempo lo termino haciendo, diciéndole a su madre, al hermano, a los clientes del taller de autos… o por lo menos algunos y hasta los vecinos llegaron a saber sobre mi enfermedad. Como la cosa estaba muy complicada con la comida, él me decía que debía alimentarme con arepa de maíz pilado, y muchos granos, ya que todo la comida estaba difícil de obtener —porque en los súper mercados era tan horrible, que las personas se peleaban por una <<Harina Pan>> aunque habían personas llamadas <<bachaqueros>> este era un revendedor informal, que hacia las colas todos los días en súper mercados para comprar comida y venderla hasta 10 veces el precio de lo que costaba legalmente. Logrando hacer grandes fortunas y ganando para criterio de muchos, más que el productor. Era una pesadilla en la que todos estábamos despiertos. Cinco meces aproximadamente transcurrieron desde el momento que yo fui a la cita del médico Oncólogo, para entregar el examen, arrojo como resultado, que tenía cáncer. Y una semana después había tomado la decisión de la dieta alcalina. Un día me levante en la mañana y me dirigí al baño para darme una ducha, de repente comencé a liberar sangre de la parte interna de mi vagina, yo gritaba, mientras lo hacía seguía saliendo sangre y en el piso del baño veía partículas pequeñas de coágulos que se desprendían de mi útero; <<claro después supe que era así>> yo decía -¡auxilio, auxilio! ¡Alguien que me ayude por favor! A los cuatro o cinco minutos llego una mujer que era pareja de mi sobrino; una persona muy mala, por cierto, que al verme se quedó impactada, no reaccionaba para nada, recuerdo haberle dicho —no te quedes ahí parada ve y busca a mi madre para que me ayude. Al rato mi mama se presentó en el baño para ayudarme a salir y de inmediato salí nuevamente al Hospital oncológico para verme con el médico oncólogo que me había mandado a realizar unos exámenes que no logre culminar. Al llegar al hospital; recuerdo que era martes .El doctor que me atendió la primera vez consultaba martes y jueves. ¡Había pacientes esperando su turno! Yo me aproxime al área de consultas, y le explique a la enfermera lo que estaba sucediendo. Le dije ¡vengo de emergencia!, ¡vengo de emergencia! ¡Ayúdenme por favor! La enfermera termino de abrir la puerta, para que el doctor terminara de escuchar mi llamado; este, impactado por mi condición; me dijo —pasa ya te atiendo; déjame terminar con este paciente y te atenderé a ti. Espere por unos 2 minutos en su consultorio, para después tomar mi turno, él me dijo: — ¡viste! ¡Lo que yo te dije la otra vez! ¡Eres una muchacha muy joven! ¡Me dijiste que tenías un hijo! ¡Qué te pasa! —doctor lo que pasa es que yo estaba investigando con mi hermano sobre una medicina alcalina y me pareció bien. El luego me respondió diciendo —yo no te digo que sea mala esa medicina alternativa simplemente te digo que debes hacerlo, pero de la mano por la medicina científica<<la radio y la quimio>> .te contare una historia que sucedió en la Capital, específicamente en el hospital oncológico de esa zona. A una señora de unos 50 años la declararon desahuciada y esta dijo — a mí, ¡ningún médico, me va a decir hasta que momento voy a vivir! Tomo la decisión y se vino al hospital oncológico de acá de valencia; específicamente a este hospital y ahí está vivita y coleando como dicen coloquialmente por ahí. ¡Y usted señora, que es la mama, ayude a contribuir para que su hija se salve, haga que su hija abra los ojos! Mi mama sorprendida dijo si, si, hoy me pongo en eso, tranquilo doctor. Termino la conversación y nos fuimos para la casa de mi mama. Al llegar; mi hermano Domingo Antonio; que era uno de los que estaba enceguecidos con la dieta alcalina; pregunto: ¿qué había sucedido?, ¿qué les dijeron los médicos? Yo le respondí — nada, qué el tumor que estaba en grado 2 paso a grado 3, en 5 meses y estoy decidida a dejar de depender únicamente de la dieta alcalina. Ahora lo hare pero en conjunto con la científica. Él me dijo que si estaba loca. Dándome argumentos difíciles de conseguirle la lógica. Yo impuse mi criterio diciendo que no; que ya no iba hacer como él decía, sino, <<como era el deber ser>>. Pataleo, se puso con berrinche y en ningún momento acepto, hasta no quiso ir a visitarme al hospital. Se quedó en su cuarto con una rabia y una frustración que lo consumía por dentro. Aunque la dieta era buena; hubo una cosa que a mi hermano paso desapercibido. Fue que el cáncer a parte que es una enfermedad letal, se alimenta de las emociones negativas y yo no me sentía muy feliz por las cosas que sucedían en casa de mi madre. Por un lado, la situación de no tener nada para comer, eso hacía que aumentara el estrés en el hogar, por otra parte estaba en curso un beneficio para mí; de la realización de una casa se le llamaba autoconstrucción. Beneficio que me fue otorgado por el gobierno nacional, mediante un consejo comunal que era el enlace, se le llamaba autoconstrucción, porque el estado otorgaba los materiales, mientras que uno el beneficiario, debía poner la fuerza de trabajo, ya que la crisis no permitía que el <<Estado>> asumiera los dos gastos; es decir: materiales y fuerza de trabajo; como lo había hecho con las primeras casas que realizaron en años anteriores. Y por último la presencia de una ratera en el hogar de mi madre, que fue nada más y nada menos la mujer que tuvo mi sobrino Elías, en aquel entonces, la cual por un descuido de mi parte, logro hurtarme una laptop, Marca Soneview, que era mi herramienta de trabajo que utilizaba para realizar mis documentos jurídicos y esa delincuente se tomó el atrevimiento de hurtármela en el momento que más la necesite para comprar mis alimentos. Sin embargo, esa malandra nunca fue echada de la casa porque había tenido un hijo con mi sobrino; por consideración, se le echo tierrita al problema, como que si nada hubiera pasado. Mi sobrino; hacía rato que tampoco estaba haciendo las cosas bien, cometiendo <<errores de juventud>> por decirlo de una forma para no crucificarlo tan fuerte. Entre esos errores uno era ese; el arrochelarse con una mujer prostituta; sin valores, sin principios y con un currículo de hijos; bien extenso haciendo un total de 6; uno por cada hombre y 7 con el que logro tener con mi sobrino; esto no lo supo Elías, en un principio, sino tiempo después, cuando estaba pagando condena por sus errores; logrando conocer <<por pura casualidad>>al padre de esa mujer que estaba en esa misma celda cumpliendo condena, por porte ilícito de armas y venta de estupefacientes.

Capítulo VI. Los 2 días que permanecí hospitalizada

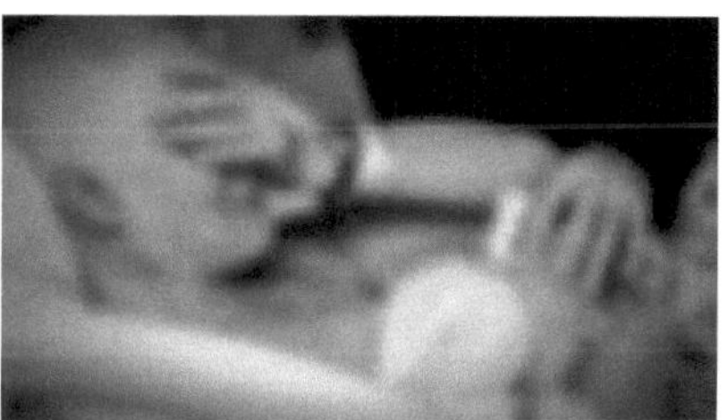

Recuerdo que había sido un día viernes por la tarde, me tocaba consulta, estaba haciendo las cosas de forma correcta; luego de haber tenido el derrame severo en el baño; por consecuencia a que una doctora unos días antes me había colocado gasa adentro de la vagina, según para que cesara un poco el sangrado, hasta tomar otras medida para sanarme y seguir colocándome periódicamente más gasa hasta que cesara la hemorragia. Por lo tanto se requirió de otra doctora con más experiencia, a fin de realizarme un chequeo y confirmar lo que estaba pasando, efectivamente no paraba el sangrado; en ese instante me comunico. —Temo decirte que te vas a quedar hoy hospitalizada—y enseguida me pregunto — ¿con quién viniste? ¿Estás sola? o ¿Tienes algún familiar que te haya acompañado? Preocupada por lo que estaba sucediendo y con un nudo en la garganta le respondí: — Sí, estoy con mi esposo —La doctora insistió: — Le vas a tener que decir a tu esposo que hoy no se van y digo así, porque el deberá hacerte compañía ya que a la hora que necesites ir al baño, que te duela o te falte algo, sea el, quien avise a los doctores de guardia o a las enfermeras que están en el hospital. Me quede nerviosa y muy asombrada, no quería quedarme pero no tenía otra opción, más que hacerlo, me sacaron del consultorio en silla de ruedas, para que no caminara y llevarme al cuarto de hospitalización, cuando salí a la sala de espera recuerdo que mi esposo se quedó abismado, me vio sentada ahí y lógicamente me dijo — ¡Ay Yara... ¿qué te paso? ¿Porque estas sentada en esa silla de ruedas? Le respondí con tristeza— la doctora me evaluó y en vista de la situación que estoy presentando un derrame que no para, es necesario que los médicos controlen la sangre... lo siento —Al principio no le agrado la idea porque él trabajaba desempeñando un oficio siendo este la mecánica automotriz. Sin embargo, entendió que era una situación de vida o muerte y se quedó para apoyarme. **Día 1 la habitación larga y oscura.** La enfermera intentando colocarme la vía; comenzó a pincharme varias veces para encontrar la vena, como no pudo; buscó a una doctora que con más experiencia. Ese día estaba asustada pensaba que iba a morir, eran las 8:30 de la noche aproximadamente, cuando me llevaron a una habitación que desde mis pensamientos; en el momento que todos apagaron las luces; la veía larga y oscura, para colmo solo mi esposo y yo permanecíamos en ese lugar, el estando sentado en una silla, que quedaba al lado de mi cama, esa noche estuvimos hablando hasta el amanecer. Recuerdo que me decía que estaba muy triste y sin entender el motivo por el cual nos encontrábamos en esa circunstancias. De tantas cosas que hablamos me dijo —que cosas de la vida, quien iba a pensar que íbamos a estar en esta situación… aquí en esta cuatro paredes, solos, tú en un estado de salud delicado y yo… pendiente de ti; pero tranquila que en un futuro nos reiremos de esta situación y pasaremos la página, como si no hubiese sucedido nada. Le respondí — Es cierto; Dios permitirá que todo salga bien y que esta transición tan fuerte sea solo parte del pasado. A lo lejos de aquel cuarto, como a las 3 de la mañana se escuchaban voces de lamento de una mujer que gritaba en las afueras del hospital — ¡Me la mataron! ¡Me mataron a mi madre! — Ella les contaba a sus familiares lo ocurrido y estos lloraban tan fuerte, que el llanto se escuchaba en el piso de arriba; donde me encontraba con mi esposo. En la mañana de ese día mi pareja se marchó, para realizarme el almuerzo, ya que en el desayuno había comido frutas compradas un día antes y como en ese hospital no daban comida comprarla hecha implicaba mayor gasto; tuvo que irse sin haber dormido suficiente para preparar mi alimento y darle un vistazo a nuestro hijo que estaba bajo el cuidado de su familia. **Día 2 Cambio de habitación.** Al segundo día me cambiaron de habitación. Hubiese preferido estar donde me encontraba la primera vez; pero los doctores no les parecía que estuviera en un área tan alejada de otros enfermos. Cuando entre a la habitación me di cuenta que se encontraban muchos pacientes, en compañía de sus familiares; algunos de ellos, el cáncer se había convertido en metástasis; mi esposo y yo empezábamos a extrañar la habitación larga, sola y oscura. Jamás llegue a imaginar que iba a presenciar; gente morir. Parecían desear estar muertas antes de sufrir el dolor escalofriante de ser metastasicos. Esa noche me tocaría la cama numero 13; como cosa extraña, ha sido el número que me ha seguido casi toda la vida trayendo a mi vida recuerdos buenos y no tan buenos. Sin embargo la cama ya había sido ocupada equivocadamente por otra persona, la enfermera me asigno la cama número 14 para no molestar a la señora que también había sido ingresada por complicaciones de salud, siendo paciente oncológico. Mi esposo llego casi a las 7:30 de la noche; estaba un poco malhumorado, me parecía que era por no haber podido dormir; para estar pendiente de mi la noche anterior .Me decía que debía descansar, porque necesitaba estar bien físicamente, para poder ir a trabajar, ya que eran tiempos de crisis y el por un momento creyó que ese día se quedaría mi madre o alguna de mis hermanas conmigo. Yo no le respondí nada; simplemente me quede callada, para no traer a mi mente alguna emoción negativa, que pudiera ser perjudicial para mi salud. En ese instante el esposo de una de las pacientes que estaba en la cama de al lado dijo —disculpe que me meta amigo pero permítame decirle que en esta situación es cuando ella más que nunca necesita de usted; no piense en los que debieron venir y no están; piense en que usted está aquí y con eso es más que suficiente. Mi esposo se calmó, no hablo más del tema y comenzó a entablar una conversación con aquel sujeto, que tenía a su esposa al lado, era una abogada a la que luego de realizarle los exámenes; al día siguiente arrojo que el cáncer se había convertido en metástasis. Aunque la enfermedad más avanzada comienza a causar dolores extremos generalmente cuando está muy avanzado en esa sala; había alrededor de 15 pacientes; totalmente diferente al cuarto en donde habíamos estado anteriormente. A las 11 de la noche sentí ganas de ir al baño a orinar, le pedí a mi esposo que me acompañara ya que se encontraba al final del pasillo, estaba cubierto por una cortina y detrás de la cortina se encontraban 4 divisiones, conformada por una poceta cada uno.

El baño se ubicaba a dos metros aproximadamente; donde permanecía una señora de avanzada edad, se quejaba de los dolores; diciendo— ¡Ay ya no aguanto! ¡Llama al médico! ¡Que venga de inmediato no soporto el dolor! — ¡Pero mama cálmate! ¡Que ya lo están buscando! — Decía unos de los hijos de aproximadamente 50 años de edad. Mi esposo y yo seguimos y una de las hijas que estaba a su lado le decía: —Sabemos que te duele, pero debes calmarte cuando llegamos a mi cama; el médico de guardia se trasladó con la enfermera; comenzaron a darle, calmantes para el malestar que detuviera el dolor y luego se volvió a ir; no obstante a la media hora la pobre anciana seguía llorando de dolor; a su vez los familiares angustiados, no sabían que hacer. De repente una de las hijas soltó un llanto desgarrador en el que decía ¡Nooo madre, no te mueras! ¡Que llamen a un doctor! Decían las hijas. Al parecer a la señora le había dado un paro respiratorio y no se podía hacer nada, cuando llegaron los médicos ya era demasiado tarde la anciana había muerto. Por otro lado, en una de las camas de la sala donde yo estaba sufría un hombre; el cáncer lo tenía alojado en un determinado lugar, que en este momento no recuerdo, pero, si llegue a saber que no era metástasis. Simplemente era un tumor muy avanzado que les hace sentir mucho dolor. Yo desesperada que amaneciera y me entregaran la autorización para que me dieran de alta; en esa ocasión; no veía la hora para irme; parecía como si muchos de los que estaban en esa gran sala eran los más delicados de salud. La mañana siguiente muchos de los pacientes dormían por el agotamiento que habían tenido durante la noche. Mi esposo se marchó para descansar un poco y volver por la tarde; suponiendo que me debía quedar por un tercer día, por suerte para mí; que no fue así; ese día a las 3 de tarde aproximadamente una doctora entro a la sala donde estamos todos los pacientes y pregunto— ¿quién es la mujer que tiene un niño? — ¡Yo, doctora! — bueno; ya usted está dada de alta, desde hoy; el derrame que tenía ya ceso; así que queda de su parte venir los días en los cuales le corresponde cita — ¿le parece? Le conteste — ¡Si, estoy de acuerdo! Ese día en la tarde me había ido a visitar una sobrina y mi ex cuñada quien fue la esposa de mi hermano. Tuvieron el agrado de llevarme algunas frutas y comida para que me pudiera recuperar. También estaba mi hermana María quien en aquel instante se encontraba en una situación económica complicada y únicamente me pudo llevar un puré de auyama. Al rato llego mi cuñado y su esposa quienes cuidaban a mi bebe; mientras mi esposo me hacía compañía en el hospital. Me paso buscando y me traslado en su carro hasta mi casa; recuerdo que su vehículo era un Chevette amarillo.

Capítulo VII. ¡Cuenta regresiva! haciendo las cosas de forma correcta.

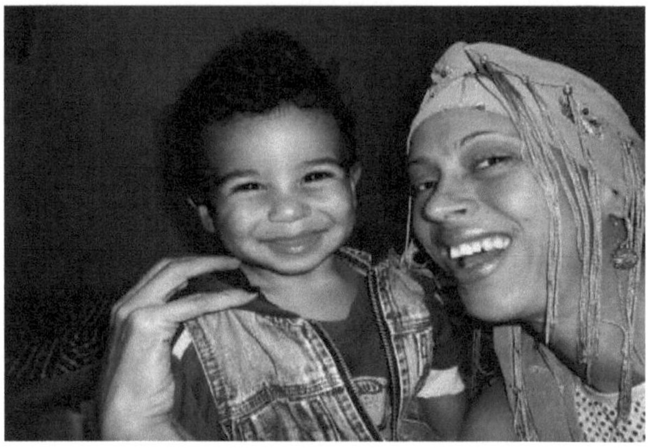

Habían pasado 4 días desde aquella consulta de emergencia; en la que había sufrido derrame severo. En esa ocasión el doctor me mando a realizar unos exámenes de urgencia, con el fin de estar seguro sobre la magnitud del tumor maligno alojado en mi cuello uterino y de qué forma, o con cuantos tratamientos se podía combatir. Si era necesario practicarme la Braquioterapia, o solamente con Quimio y radio era más que suficiente. Durante esos 4 días, me había movilizado para varias clínicas privadas, logrando realizarme aquellos exámenes necesarios para empezar con el tratamiento, mi madre, quien lucho a mi lado, con mi enfermedad estuvo ahí incansablemente para que no me sucediera nada inesperado, dándome apoyo en todo momento, por la difícil situación que se venía para mí. Como los exámenes eran muy costosos, tuvimos que solicitar ayuda a un amigo, llamado Gerardo Ramírez, que trabajaba en la alcaldía, solidarizándose conmigo con la realización de un examen, por medio de un convenio que él tenía con una clínica, pagando el la mita que termino saliendo de su bolsillo y la otra corría por cuenta de la clínica, logrando así contribuir con dos exámenes que necesitaba de ¡urgencia! Por otro lado les solicitamos ayuda a unos primos maternos que viven en la capital <<Caracas>>.Colaborando para poder comprar alimentos necesarios en mi sobrevivencia del cáncer alojado en mi cuello uterino. En menos de cinco días, ya había obtenido los exámenes necesarios para saber de qué forma se iba a proceder con mi tratamiento. En esos días lleve los exámenes, el médico me dijo lo siguiente: —Buenos días Arlina, me ¿trajiste los exámenes? — si doctor; me logre realizar todos los exámenes que me mando. Doctor si se puede... pregunto: ¿qué posibilidad existe en que ustedes me practiquen una histerectomía? Le respondí; haciéndole a su vez esa pregunta de por medio. Me sorprendes lo rápido que lograste realizarte los exámenes pero, con respecto a esa pregunta, te digo algo… por lo que me indican los resultados y la experiencia que tengo como médico cirujano; te informo que el tumor maligno que tienes en tu útero no es de operación, si se te ocurriese hacerte una operación por otro lado, por no hacerme caso, podrías perder la vida; así que ¡mucho cuidado! Ahora el segundo paso será, realizarte un informe partiendo de estos exámenes que me has entregado. De manera que te pueda remitir a otra área de este hospital, que es el área de quimio y posteriormente la de radio y viceversa .Ellos decidirán; cuantas quimios y cuantas radios hay que colocarte. —Concluyo diciéndome. Me despedí de él escuchando atentamente el día que me correspondía ir, y ser revisada nuevamente; en una nueva consulta, a fin de hacer seguimiento de como iría mi evolución con el tumor, en forma positiva. Ese mismo día me dirigí a la sala de espera; de radio con la historia que me realizo el doctor y el informe que él me entrego. Ese día entregue el papel; espere mi turno; me atendieron en el área de consulta, diciéndome que me tocaría realizarme las radios en la tarde; ya que en la mañana había muchas personas. Me revisaron el área y me pesaron. Allí me realizaron otra historia para anexarla a mi historia médica. Ese mismo día me dijeron que me esperara que los radiólogos me colocaran en una cámara; para realizarme la tomografía, el 7 de noviembre de 2016; que le iba a indicar la cantidad de radio, que yo debía recibir; arrojando <<30 radiaciones>> para ese momento. Cabe destacar, que el día del radiólogo, era el día siguiente de fecha 8 de noviembre, pero por causa mayor no se pudo realizar, sino el día 9 de noviembre, ese mismo día me marcaron con un marcador y le dieron comienzo a las radioterapias. Me regalaron un par de parches, para que no se borrara el área marcada, procurando estar pendiente al momento de bañarme y que no se me fuera a caer de las zonas donde me fue colocada.Me dirigí el día jueves, como me lo dijo el doctor. Yo estaba nerviosa. Recuerdo haber ido con mi madre. Llegando al hospital, Pregunte a la secretaria de turno, ¿dónde estaban los médicos de la sala de quimio? esta me respondió -siga ese pasillo, a la derecha, en la segunda puerta. Camine hasta llegar al lugar y mientras esperaba comencé a hablar con los pacientes en la parte de afuera de la sala del hospital; mi madre y yo saludamos. -buenos días. -las personas nos respondieron agradablemente. Me sentía muy nerviosa; como a la expectativa y a su vez hermética, <<cerrada>> no quería hablar con nadie; sin embargo las personas del lugar fueron muy solidarias y me ayudaron mucho. Me dirigí al lugar donde se encontraba la doctora. Comenzó realizándome un censo, que permitiría la obtención de las drogas en el <<Instituto venezolano de seguro social IVSS>> y terminaron de entregar los documentos correspondientes para la próxima visita, con dicha doctora. Con el fin de comenzar las quimios. Concluyeron conmigo, pesándome y realizándome otras evaluaciones medicas rutinarias. A partir de ese momento decidí tomar en consideración lo que me decía mi esposo, que no debía poner en riesgo mi vida optando solo por medicinas alternativas; al no querer aceptar la medicina científica, por el hecho que a la larga me sentiría fea; por no tener cabello, por perder peso o por perder células buenas. Pero con una alta probabilidad de vivir. Ese día llegue a la casa de mi madre. Comencé a planificar de forma premeditada, absolutamente todo lo que a haría. Comencé publicando en mi red social Facebook los medicamentos que necesitaba, para que me realizaran la primera quimio. Una vez que tuviera los medicamentos completos, le entregaría mi hijo a mi esposo; quien debía estar pendiente de él, de domingo a domingo; lo decidí así, para no contaminarlo con tanto químico en mi cuerpo, ya que no era correcto amamantarlo cuando eso ocurriera. No obstante, lo venía haciendo en mi condición de salud; a pesar que estaba perdiendo mucho peso, cada vez que mi hijo me chupaba la leche. Mi esposo decía ¡pero ya, para! ¡No le sigas dando más teta a ese niño! ¡Mira cómo te vez cadavérica! Pero mi sentimiento de madre no me permitía aceptarlo. Luego de haber hecho pública mi condición de salud en mi perfil de Facebook; muchos mensajes comenzaron a llegar; hubo vecinos, seguidores y amigos, que por medio de esa red social me dieron su voz de apoyo, por video llamadas. Como también los que me donaron medicamentos. Entre ellos una señora que me seguía por mi cuenta. Ella vivía en una zona de valencia llamada <<avenida bolívar municipio San José>> es otro municipio a 1 hora de donde yo resido. La donante tenía unos 43 años de edad y decidió entregarme los medicamentos que tenía en su poder, porque eran de su madre y ella no logro sobrevivir del cáncer de senos que le afecto por muchos años, convirtiéndose en metástasis. Me entrego dos medicamentos, que aunque eran pocos fueron de gran relevancia para la aprobación de mi primera quimio. Otra persona, también se solidarizó con mi situación; en este caso fue una vecina; haciéndome entrega de unos medicamentos que también fueron necesarios para el proceso de mi primera quimio. Fue positiva la decisión de solicitar ayuda de otras personas, por medios de las redes sociales. Ahora lo que me faltaba era decirles a aquellos que me conocían sí podrían ayudarme en mi situación de salud.

Capítulo VIII. Mis primeros días de Radioterapias

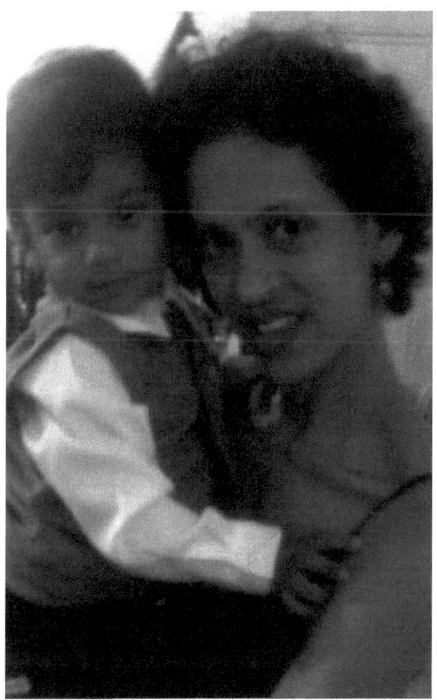

Comenzaba a dirigirme al hospital Oncológico de lunes a viernes, en este lugar conocí varias personas que al igual que yo estaban recibiendo el tratamiento de radioterapia. Al principio los Radiólogos decidieron que debían realizarme 30 sesiones de radioterapias. En este ambiente pude hacer muchas amigas como: Thais, Angie y otros que por razones de memoria no me llegan los recuerdos de sus nombres, pero fueron importantes en mi vida, dándome aliento y mucha fortaleza. Una cosa que debo destacar en este capítulo; para que en la actualidad, estén padeciendo o tengan un familiar con cáncer; una de las cosas que me dio mucha fortaleza fue, el relacionarme con personas que estaban en las mismas condiciones que yo, ya que esto me permitía hablar con cierta libertad, temas, que por cuestiones del proceso de tratamiento me estaban pasando, pero me cohibía con mi esposo y mis familiares, ya que sentía que no me comprenderían de la misma forma. Con dichas personas pude reír y hasta llegue a sentir conexión de lealtad, porque sentía que me comprendían. En pocas palabras con estas personas olvide mis penas y en mi casa llegaban los recuerdos tristes y en muy pocas ocasiones me ponía a llorar. Para nadie es un secreto, que el reír es la mejor manera que ayuda a combatir el cáncer y desde mi punto de vista, estoy segura que mi amiga Angie fue una persona que cumplió un rol importante, para alegrar a aquellas personas, cuyos problemas parecían ahogarlos en un mar de tristezas. Una de las anécdotas que tengo de Angie fue cuando comenzamos a recibir radio, ella comento a oídos de más de 15 personas una broma de doble sentido, diciendo: <<bueno chicas… como no podemos tener chaca chaca chaca; por delante, vamos a tener que hacer uso del chiquito <sexo anal>; así que a realizarse un lavado anal todas; jajajaja>> .Muchas personas comenzaban a reír, mientras que algunas pocas, veían como un acto de inmoralidad, la forma de expresión expuesta por mi amiga Angie. Lo que siempre me agrado de esta agradable mujer, era que de cada cosa negativa, sacaba algo positivo. En la sala de radio también logre conocer a Thais, un gran ser humano, que a diferencia de mi amiga Angie se mostraba en el hospital como una persona alegre pero muy respetuosa. A esta mujer todos la admiraban y muchos la ayudaban, por el solo hecho de aventurarse desde el estado Mérida, hasta el estado Carabobo; en horas de viaje, vendría siendo 11 horas en carretera y esta amiga sin conocer ¡a nadie! Tuvo la valentía de dejar sus 2 hijos y su esposo, quien cuidaría de los niños, para que thais pudiese viajar tranquilamente. Desde mi punto de vista considero que esta valiente chica es una campeona, le gano al Cáncer. Muchas personas la ayudaron, desde el lugar donde vivía arrendada, los dueños del inmueble no le cobraban ni una moneda, hasta las personas que iban al hospital se sensibilizaban por mi amiga. Una anécdota que recuerdo de Angie y thais fue un día que estaba comenzando a realizar las radios; que como ya lo había mencionado; era de lunes a viernes; se estaban organizando para realizar una torta, estaban pidiendo la colaboración; bien sea algún ingrediente o dinero para poder hacer el pastel, Thais se acercó a mí y conversando me dijo: —Hola, como están ustedes. —Bien — contestamos mi mama y yo. —Nos estábamos preguntando, mi amiga Angie y yo…si ustedes les gustaría colaborarnos para la compra de los ingredientes para hacer una torta. Le respondí —Lo que sucede es que yo mantengo una dieta muy rigurosa; La dieta alcalina, porque una de las cosas que no debemos consumir son cosas que contengan azúcar. Muchas de las que estaban en el salón del área de radioterapia, voltearon y se sorprendieron, al saber que yo mantenía esa dieta, mientras estaba en mi proceso de sanación. Al escuchar mi comentario se acercaron y le dijeron a mi mama. — ¡Señora pero usted sabe que esa dieta es cara! —Mi mama le respondió. —Pero si ustedes se ponen analizar; cuando una persona compra mantequilla, mayonesa, es la misma cantidad que uno gastaría haciendo <<la dieta alcalina en Venezuela>>.De repente una persona dijo. —Si es verdad; esa dieta es cara; yo también la estoy llevando a cabo. No se habló más nada del tema de <<la dieta alcalina>> y Thais, al rato nos dijo; a mi mama y a mí — tranquila ustedes como están nuevas por esta vez no van a dar nada. Al día siguiente; recuerdo que llegamos tarde habían muchas personas; desde los doctores; las enfermeras pacientes y familiares de los paciente ¡comiendo torta! Mi madre y yo nos sentamos a un lado sin la más mínima intención, en menos de un minuto Thais se aproximó a nosotras diciendo —les guardamos sus tortas. Sentía duda de comerme aquella torta mi madre por duda de no saber cómo la habían preparado. Le dije a mi madre que aunque fuera un pedacito comiera, ella lo hizo y ¡le termino gustando la torta! diciendo — ¡pero que torta tan divina! —A mí también me pareció muy rica— le respondí a mi madre, me la comí ¡con un agrado! Pues tenía muchos meses sin consumir ningún bocado de azúcar, ya que los jugos que me tomaba eran naturales, es decir del dulce de la misma fruta. Pasaron 20 días y ya llevaba en ese tiempo 20 radios. Me sentía ardida, por las quemadas ocasionadas en los alrededores de mi vagina. Los médicos me querían evaluar y yo le huía; porque deseaba culminar con mi tratamiento lo antes posible. Sin embargo un día me evaluaron y al darse cuenta como estaba de quemada, me dieron 3 días de reposo, la ventaja para mí fue que ese día calló viernes, lo que significaba que solo perdería el lunes, porque sábado y domingo era considerado puente, significaba para mí no perder ni un día el tratamiento, que me fue asignado por los médicos, para recuperarme de manera progresiva y avanzar satisfactoriamente, mi mente ya estaba preparada para cualquier situación y avanzar, quería estar sana completamente mi Fe era inminente.

Capítulo IX. Mi primera quimio; decisiones premeditadas

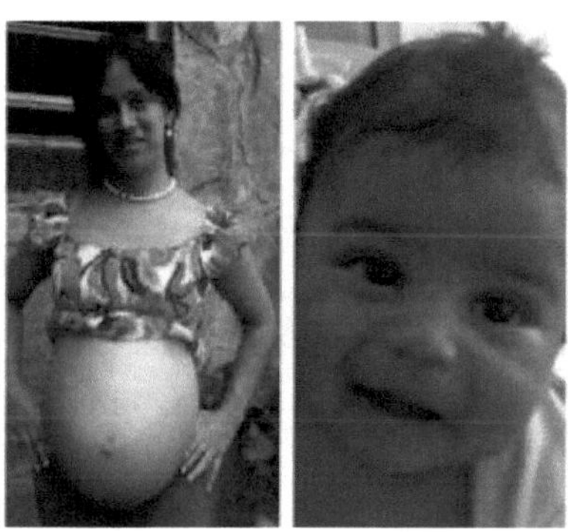

Ya casi terminaba el año 2016. Lleve a cabo la segunda acción necesaria pero dolorosa en mi vida. Fue entregar mi hijo, a mi esposo, quien en aquel momento, trabajaba arduamente en el taller de la mecánica automotriz. Un día antes de hacerlo; recuerdo haber sacado del cuarto de mi mama el equipo de sonido de mi hermano, coloque la canción de Marc Anthony que tenía mucho rato pegada en aquel entonces y empecé a cantarla; mientras abrazaba a mi hijo, yo bailaba y cantaba la canción: &&&voy a reír& &&Voy a bailar&&&&Vivir mi vida&& &&Lalalalalaaaa...Y llorando entre sus brazos. Mi hijo con apenas 8 meses, le cantaba una canción de la cual me sentía muy identificada. A sabiendas que lo vería solo los sábados y quizás los domingos, eso si el papá no estaba muy cansado, por el trabajo de mecánico.Transcurrió la semana. Ya no tenía a mi hijo. Yo cambie el chip (la manera de pensar) inmediatamente después que comencé con la primera quimio— haciendo referencia a la canción tan cruda, pero emotiva a su vez>>de Mark Anthony: <<vivir mi vida>>... Entre a la sala de quimio. Los doctores me dijeron: —adelante, esta es tu camilla; recuéstate, ya vendrá la enfermera a colocarte todos los tratamientos, ¿ya entregaste todo verdad? —; si doctora ya está listo. Llego una Enfermera y comenzó a colocarme cada uno; en su momento no recuerdo el orden, pero si se, todos los nombre como el carboplatino,plaquitaxel o taxol decobel o dexametasona, clorfeniramina o clorotrimeton ,ranitidina, palonosetron, aprepitant o emend, son drogas; medicamentos: siendo estos los que actúan en prevenir ciertos malestares inducidos por la quimioterapia estos pasan a través de un filtro especial y yelco; colocado en mi brazo izquierdo , esa sería mi primer ciclo; de cuatro ya que así lo mencionan y lo clasifican, en resumida cuentas; fueron 2 meses, de dicho tratamiento. Yo recibiendo todas esas sustancias químicas, que pasaría por mi vena, durante unas 6 horas aproximadamente. Una vez transcurridas las horas siendo entre las 3 a 4 de la tarde, tenían que realizarme la radioterapia, me trasladaron a la sala del referido lugar; en una silla de ruedas y con mis mangueras, por así decirlo <<donde pasa la quimio>>, porque era necesario; según los doctores; que debía estar con la misma secuencia la quimio y la radio, de esta forma seria más efectiva la curación. De allí me devolvieron para terminar el proceso de la quimioterapia, todo queda en el mismo hospital pero en diferentes áreas, a la hora culmino, me retiraron el yelco todo eso lo desecharon ,recogimos los bolsos, porque uno se va preparado hasta con cobijas , almohadas, también comida ,si uno quiere un libro o un teléfono para oír música relajada, con audífono e inclusive quedarse dormida la primera vez no me dormí estaba ansiosa y un poco eléctrica después de visualizar a las otras pacientes como se relajaban de cierta forma en el lugar ,decidí hacer lo mismo y llevar la situación con calma como dicen en mi país,<< bajarle dos a mi nerviosismo>> un poco, es muy natural lo que me estaba pasando a nivel emocional, pero sentí en el fondo que solo yo debía de controlar Les di las gracias por la atención a todas las enfermeras, porque son varias, para todas las pacientes que atienden en ese sitio y me retire del lugar, para luego seguir los otros días con los siguientes ciclos, en el momento acordado con el doctor en la sala de quimio y finalizar con este proceso .Cabe mencionar que en la primera quimio en la madrugada tenia malestar, como si fuese gastritis y sentí cómo si mi vagina expulso algo a la poceta era un poco blanco, no me percate que era tenia sueño pero eso me desvelo por un rato. Hoy en día me preguntó porque ese color !estaba la mano de Dios y del universo en mi cuerpo sanándome!

Una paciente solidaria, pero grosera con su madre

Al día siguiente, después de la primera quimio, los doctores me habían dicho que debía colocarme una ampolla subcutánea en el abdomen un poco más abajo del ombligo; llamada <granocyte o filgastrin> porque según esta neutralizaría en cierta forma, los dolores por causa de la quimio. Esta inyección, una enfermera debía colocármela en el estómago, tenía que buscar una persona por mi cuenta, para hacerlo, ya que en una clínica era muy costosa y la otra opción es un hospital con las enfermeras o ciertamente en un Centro de Diagnóstico integral <CDI>. En la mañana del día siguiente encontré a una persona cerca de mi comunidad que me la coloco. Fue tan desagradable la reacción; que comencé a tener dolores en los huesos, diarrea constante y algunas veces vómitos. Después de habérmela colocado, gritaba, del dolor que sentía en los huesos; diciendo — ¡me duele, ay mamá! Mi mamá preocupada, no sabía que hacer iba de un lugar a otro, pero así tuve que irme ese día con ella al hospital para que me hicieran las radios, ya que esta era de lunes a viernes en el turno de la tarde. Me dirigí al hospital con mi madre, en la mayoría de las veces, con una diarrea, que de momento no me dejaba tranquila y con los dolores en los huesos a consecuencia también de la inyección que me fue colocada en el estómago. Ya Estando en el hospital, en espera de mi turno por la radio; observo que se acerca una señora como de unos 65 años de edad, blanca de 1; 50 de alto; aproximadamente, en compañía de una mujer de algunos 44 años de edad; blanca también y de 1,60 de alto, de buen aspecto, de ella recuerdo que llevaba colocado un vestido blanco con flores. No se mostraba enferma. De inmediato presumí que eran madre e hija. Me pude percatar que la hija trataba muy mal a su madre, diciéndole en tono muy alto ¡viste tu si eres inútil! ¡No haces las cosas como te las digo! ¡Mejor me hubiese venido sola para acá! —La madre no decía nada; simplemente la miraba a los ojos y de momento bajaba la cara como para no discutir con ella. De repente saludan diciendo — buenas tardes, quienes estábamos ahí les respondimos, buenas tardes. De repente yo comencé a sentir los dolores en los huesos, ella me pregunto — ¿qué te duele? ¿Te sientes mal? — Le respondí —no, yo creo que es normal me colocaron la inyección granocyte ayer después de la quimioterapia y tengo dolor en los huesos y diarrea severa— tranquila linda, yo tengo acá unas pastillas te las voy a regalar se llama ketoprofeno tal vez no te quite la diarrea, pero te aseguro que el dolor en los huesos sí. —gracias mi reina— me tome solo una pastilla en ese momento y ¡santo remedio! Ya no sentía el dolor en los huesos. Pero, si estaba yendo mucho al baño eso era por la diarrea que ya la tenía. Les pregunte — y ¿ustedes a que viene? —Contesto la señora—bueno, mi hija que estuvo en proceso de quimio, pero ya gracias a Dios salió de eso, al parecer la tienen que operar. — La hija respondió —si ya termine; ahora solo falta que nos entreguen unos exámenes, para ver cómo va mi evolución — le pregunte — y ¿a ti no se te callo el cabello? — No, algunas no se nos cae el cabello; yo soy una de las afortunadas. — que bien —respondí muy sorprendida. Ella me regalo un complemento vitamínico, para lo que me venía. Cuando entre le pregunte a la doctora que si podía tomarlo y esta me dijo— ¡ni se te ocurra! Se lo entregue a mi madre y hasta el sol de hoy nunca supe que hizo con ese frasco. Esa paciente, había regalado cantidades de medicamentos, que les sobraban; a los pacientes que ella consideraba... debía donárselo. Mucho tiempo después, supe que aquella mujer, luego de practicarle la operación en el cuello uterino, la cual fue todo un éxito que, aproximadamente; 6 meses después... falleció, lo supe por medio de unos compañeros.

Capítulo X. Mi Segunda quimio

Durante el proceso de la primera quimio había encontrado todo los medicamentos necesarios, para llevar a cabo la primera quimio. Durante la segunda quimio fue totalmente diferente; tenía un plazo de 15 días para conseguir todos los medicamentos. Tuvieron que colocar los periodos de quimio cada de 15 días por lo avanzado que estaba el tumor maligno; al principio habían decidido hacerlo semanalmente; pero por mi estado de delgadez pensaron de inmediato que no aguantaría. Estaba preocupada, por el poco tiempo que disponía para reunir los medicamentos, no quería estresarme, hasta que recibí una noticia alentadora y me hizo recuperar el ánimo. Mi hermana María se acercó y me sugirió, sin ánimos de poder molestarme, que se había tomado el atrevimiento de decirle a una prima que vivía en Estados unidos, llamada Mariol, ella en sus tiempos de Mosa era muy bella y ahora en la actualidad es una señora bastante mayor; para que nos colaborara con lo que pudiera en la compra de medicamentos que me sirvieran de aporte en salvar mi vida. Esta enseguida le hizo entrega a mi hermana un número telefónico de una persona que vivía en el municipio de Puerto cabello. Ella tenía a su disposición una fundación para las personas con cáncer y para aquellos que necesitaran otro tipo de ayuda. Me trato de las mil maravillas, se comportó a la altura y me pregunto: -¿cuantas quimios te van a colocar? —Yo le respondí — en este papel, ellos me dijeron que eran 8 quimios. — Bueno... ¡Te lo tengo, para casi todas las quimios! Yo en cierta forma me sentí contenta. Me entrego algunos medicamentos que requerían de refrigerio, y otros que eran unas ampollas y requería de mi mayor cuidado, para que no se me fuera a partir. Ese día me dirigí a mi casa, con un amigo, Llamado Leónidas quien se ofreció en llevarme al lugar de la entrega de los medicamentos y traerme de vuelta a casa. Habiendo tenido un 95 por ciento de los medicamentos para todas las quimios; de momento debía preocuparme por uno en especial; llamado plaquitaxel el cual obtuve por medio de una señora que había conocido durante la primera quimio; esta mujer necesitaba un medicamento en específico utilizado en el tratamiento del cáncer de mama; yo por suerte lo tenía; gracias a un vecino que me había regalado una gran cantidad considerable debido a que su madre había sufrido también de cáncer de senos pero no pudo sobrevivir. Faltando un día; ya había obtenido todos los medicamentos. Me acerque a la sala de quimio, para dar comienzo con el proceso de los medicamentos introducidos por mis venas con una inyección que a su vez tenia colocada una manguera o sonda donde se sustraía el químico que permanecía en una bolsa; a esto se le llama filtro especial. El proceso duraba 6 horas aproximadamente; aun sin haber terminado el proceso de quimio; me trasladaban a la sala de radio en una silla de ruedas; yo sujetaba de un lado el tubo; que tenía ruedas y permitían un fácil deslizamiento en los pasillos. En este tubo permanecía la bolsa de los químicos que entraban a mis venas. Entre en la sala de radio; donde duraba apenas 3 minutos; mas era lo que debía esperar haciendo la cola para entrar. Cuando terminaba volvía de nuevo a la sala de quimio para continuar tranquilamente con mi proceso. Ese día los médicos; dada mi condición de flacura, decidieron reducirme las quimios de 8 que habían dicho en un inicio a solo 4 quimios cada quince días. El proceso duro exactamente dos meses. Aquel día no hubo alguna otra situación para resaltar; termine el proceso ese día con total normalidad.

Capítulo XI. Tercera quimio

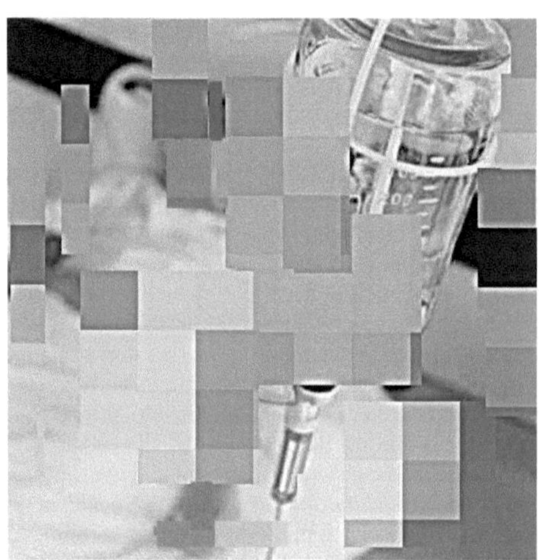

Habían pasado 4 días de haberme realizado todos los exámenes rutinarios que permitían a los doctores, determinar si estaba o no en condiciones para mi tercera quimio. Un lunes 16 de enero de 2017 fue que me tocaba mi tercera quimio, quince días después de la segunda quimio. Ese día fui atendida por una doctora; Una vez que revisó los exámenes me dijo -no puedes recibir la quimio, Segovia... tienes los glóbulos blancos bajos y además de eso tienes una gripe muy fuerte; de esa forma es difícil que se te pueda colocar la quimio. Si bien es cierto ha habido casos de pacientes que se le ha colocado la quimio con gripe; pero no como tú te encuentras en este momento. Lo más recomendable por tu situación de salud será de posponerlo para el día 19 de enero del 2017. Te doy 3 días para que te recuperes. —Bueno doctora si es así, no me quedara de otra que esperar. ¿Qué me recomienda usted? Pregunte un poco triste, pero jamás desmotivada. —Segovia, para subirte los glóbulos blancos se te va a colocar dos inyecciones de Granocyte en el estómago. Tienes que comprarla o conseguirlas con donaciones habla allá afuera puede que haya personas que te la de o la cambies, para que logres obtenerla hermosa, okey. Una enfermera intervino en la conversación diciendo -he sabido de personas que toman la hoja de uva en te; según dicen que ayuda a subir los glóbulos blancos de inmediato.-bueno tomare en cuenta tu consejo -respondí; luego me retire del lugar replanteándome todo lo que debo llevar a cabo. Al día siguiente siendo el primer día una vecina cercana que es enfermera, me coloco la primera inyección de granocyte. Sentía una sensación desagradable al momento cuando fue colocada en la barriga; debido a mi estado de delgadez a pesar de ser una inyección subcutánea y de no afectarles en lo absoluto a mis compañeras, claro; ellas tenían mucho más masa muscular que yo. Por otra parte, durante esos 3 días debía combatir la gripe; era tan fuerte; que había perdido el habla. Mi esposo para solucionarme este problema; busco una mata llamada <<dobenol>> <<altamente fuerte y de consumo delicado>> me la preparo con limón; le coloco cebolla morada esta me la tomaba todas la noches caliente para terminar la gripe y cesara los ronquidos, increíblemente elimino la gripe en un 90%. Seguidamente durante todo el día tomaba té de hojas de uva, consiguiéndola así para mi pronta mejoría; el cual contribuiría mucho más en elevar mis glóbulos blancos. Quiero aclarar que durante la tercera y cuarta quimio; ya teníamos a la puerta la crisis económica; a pesar que mi esposo superaba muchos salarios mínimos; trabajando la mecánica, pero en el año 2017, fue la más aterradora y catastrófica para todos o la gran mayoría de los venezolanos. El día 19 de enero de 2017; me dirigí al hospital; con la fe que los doctores aprobaran, mi tercera quimio; claro una vez que estás observaran los exámenes; que debían arrojar resultados positivos para la aprobación de dicha quimio. La doctora observo los exámenes y dijo —Arlina; te tengo buenas noticias; los resultados de los exámenes fueron favorables; anda con la enfermera y dirígete al área de quimio; para comenzar el proceso. Con una sonrisa de alegría me levante para ir a la sala antes mencionada, satisfactoriamente pude recibir la quimioterapia durante 6 horas continuas; utilizando una hora intermedia; para que me realizaran el proceso de radiaciones como lo había explicado en el capítulo anterior. Luego de haber culminado mi proceso de quimio, me fui a mi casa; en compañía de mi mama. Estaba mareada por tantas drogas que mi cuerpo había recibido; como era de costumbre. Una de las cosas que siempre hacia para sentirme relajada durante el proceso de quimio; es escuchar música con mi IPhone 3 un celular que le había comprado a un amigo hace tiempo, lo utilizaba con audífonos para desconectarme del mundo real en que vivimos; Al rato de haber almorzado, cabe destacar que jamás se intervino en el proceso de quimio aunque estuviera comiendo es decir me alimentaba durante la transición; cayendo gota a gota lo que entraba por mis venas llamándolo yo << La Cristoterapia>> **.Ultima radio** Cuando faltaba pocos días para culminar las radioterapias, estaba emocionada. Sin embargo una dificultad veía entre mis piernas y en la parte de abajo en mi trasero, no quería que se dieran cuenta cuando observé estaba pelada y al rojo vivo los doctores observaban a otras compañeras que estaban en la misma condiciones, no quería que se enterarán, pero no fue así. Dos días tratando de irme antes, para salir lo más pronto de todo eso, al tercer día me llamaron para evaluarme los médicos y tristemente me suspendieron las radio, pero fue necesario no ir por 3 días, por suerte para mí cayó día viernes y pude llegar el lunes mejor ;a las siguientes radiaciones ya que me habían asignaron 13 radios más para culminar definitivamente el proceso dado por los doctores de esta área de radio, logrando al fin terminar este ciclo en mi sanación y en mi vida, ya que me redujo de 4 centímetro y medio a un centímetro y medio, esta información fue para mí una alegría inmensa, y con la última quimio termino siendo el final para curarme definitivamente.

Capítulo. XII. Cuarta y última quimio

El último día llego. El 14 de febrero del 2017 sería el momento más esperado en el que termina toda mi travesía en estar definitivamente curada .Era irónico creer que un día tan hermoso como ese, que pudiendo estar compartiendo al lado con mi esposo; por ser el día de los enamorados; en vez de eso estaba luchando por ganarle definitivamente aquella despreciable, silenciosa y letal enfermedad; como lo es el cáncer.Aquel día mi hermana mayor me hizo compañía; mientras que mi mama estaba realizando unos asuntos personales y mi esposo se encontraba trabajando y preparándose para el mediodía; hora en la que le correspondía llevarme el almuerzo al hospital oncológico; entro al área de quimio con la comida, eso me hizo feliz el verlo a él y a la comida jajaja ya tenía apetito; debía permanecer ahí hasta que culminara la última gota del tratamiento que estaba recibiendo, mi esposo permaneció acompañándome mientras almorzaba con mi hermana; luego ella salió para que el permaneciera otro rato más conmigo, ya que el en cualquier instante debía cumplir con su labor en el trabajo aunque estuviese laborando con el hermano, yo tenía dinero para pagar el taxi que unos días antes había guardado de lo que me daba mi esposo; a veces lo gastaba en el pasaje porque fueron muchas ocasiones al principio y me acarreo muchos gastos en cuanto a los exámenes y las visitas al médico en el oncológico; la salud es lo primordial, al mal tiempo buena cara, pero en tiempos de crisis no era tan fácil que digamos en realidad, por otro lado al cumplirse las 6 horas aproximadamente de quimio; que me eran inyectadas desde las 8 de la mañana hasta las 2 de la tarde; pero en sí; todo dependía del horario en la cual llegaba al sitio, existían muchos factores que predominaba como la inseguridad de la zona; muchos pacientes llegaban de otros estados, pero en vehículo siendo una herramienta necesaria y yo carecía de ello, sin lamentaciones caminaba o tan sencillo agarraba camioneta; luego sí, me pagaba el taxi en la tarde por la debilidad que tenía el cuerpo, otro factor era el grupo que me correspondía, por lo tanto las pacientes que llegaban un día antes a quedarse para recibir el tratamiento, los pacientes que se apersonaban en el lugar a las 3 a 4 de la mañana muchas personas provenientes de otro estado como lo dije anteriormente o de otro municipio eran prioridades para recibir obviamente la quimio, debía esperar el tiempo necesario ya que en aquel tiempo la situación en el país en el sector de la salud se evidenciaba estar gravemente afectado, a mí me correspondió el segundo grupo porque viviendo cerca del lugar me toco con el grupo de la tarde siendo la 11 de la mañana el horario que iniciaba con mi tratamiento hasta las 5 de la tarde de ese mismo día aproximadamente. Mi hermano no me visito cuando estuve recibiendo dicho tratamiento, pero si contribuyo y permaneció apoyándome durante aquel proceso.

Estupideces Que Jamás Debemos Cometer:

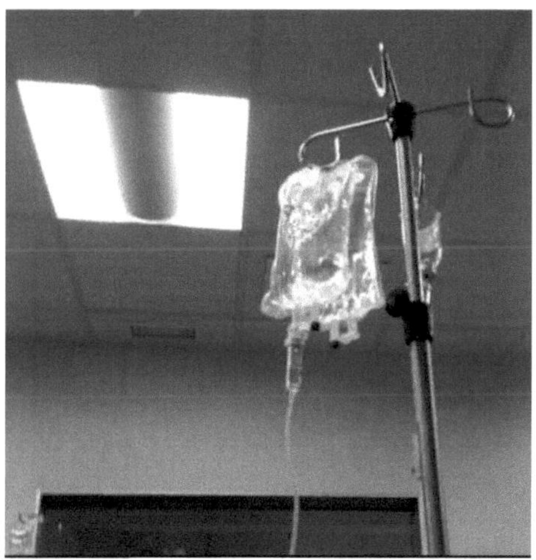

En esa última quimio recibía el tratamiento pautado el tiempo transcurría, mi hermana estaba agotada de estar todo el día esperándome desde la mañana , sin embargo ocurrió una eventualidad, ese día me faltaba poco para terminar el tratamiento se calculaba media hora; de repente por la ignorancia e inocencia de mi hermana, como petición de su parte me dice — hermana … pero esa gota si transita con tal lentitud, si hacemos que avance más rápido y así irnos digo por la hora que ya es tarde, porque de ahí tengo que irme para mi casa después .Yo siendo otra ignorante más por la desesperación de mi hermana haciéndole caso de aquella idea tan loca; le respondí — verdad, le abriré a esto un poco más pero antes voy al baño y vengo mi hermana me ayudo a trasladarme al lugar cuando salgo y me acomodo en aquella butaca, donde esperaba que entrara el líquido otra vez ; hice como mi hermana me había planteado y culminar de una vez por todas, para retirarme del lugar; no había pasado ni dos minutos y comencé a sentir algo extraño por mi cuerpo; llame a una enfermera, que estaba atendiendo a unos pacientes estando en la mismas condiciones que yo— por favor necesito su ayuda; ella me dice por favor, espérate unos minutos que estoy algo ocupada hay pacientes en situaciones complicadas amiga. Observando la situación decidí arreglar yo misma y regular lo que había movido pero el malestar no me dejaba. Le dije a mi hermana —búscate otra enfermera me siento mal, no sé qué me pasa; que horrible, ¿qué es esto por Dios? ¡Apresúrate! —Ella muy nerviosa respondió — ¡pero que le digo! ¿Acaso confieso la estupidez que hemos hecho? Yo le respondí —No chica; yo le diré que había ido al baño y por accidente sin querer lo moví ¡Pero apresúrate! -Más rápido que un carro en autopista consiguió a la enfermera y esta se apersono, cuando me observo; yo estaba pálida casi en peligro de extinción, la enfermera dijo — ¡Dios mío mami! ¿Qué te paso? La enfermera observo muy bien el sistema del goteo en el filtro que pasaba con mucha rapidez por el tubito y mi venas de inmediato dijo — ¡pero mi reina; esto se te movió, el líquido no puede ir tan rápido, te puede dar un paro cardiaco! Ella sin menoscabo arreglo enseguida y graduó para que el líquido pasara lento unos minutos después de haberme sentido mejor Le respondí — ¡sucede que fui al baño considero que se movió la graduación esta! Las otras enfermeras que se encontraban ocupadas se alarmaron con este incidente e incluso irónicamente a la que había llamado inicialmente y no me hizo caso; me dijo — ¡yo pensaba que me llamabas para otra cosa —¡si te llamo es por algo! —respondí. Muy apenada me dijo —discúlpame me equivoque; pensé que no era muy importante por lo que me llamabas le respondí — tranquila. Al cabo de un rato todo marcho en total normalidad y estuve fuera de peligro. Al terminar mi proceso de quimio recogimos todos los bolsos, las sabanas, la almohada y por ultimo termine guardando el celular; le dije a mi hermana para buscar un taxi de los que se estacionan afuera nos retiramos a la casa satisfactoriamente hasta ese día recibí la última quimio que pasara por mis venas, me sentí relajada, aunque los resultados en cuanto a las consultas más adelante hacen el cambio. Era lo que ansiaba y en efecto así fue; llego el día esperado, que fue terminar con este proceso tan controversial satisfactoriamente. Y obtener días después una evaluación satisfactoria en ginecología. Los resultados fueron exitosos. Ya no tenía ninguna malignidad. Estaba saltando de felicidad por fin sane completamente. Dios me curo qué más puedo pedirle a la vida.

Capítulo. XIII. Los 5 pasos que lleve a cabo para curarme de cáncer.

1) El aspecto emocional <<psicológico>>.La parte emocional juega un papel importantísimo en esta enfermedad, ya que de acuerdo a tu estado de ánimo podrás destruir el cáncer alojado en la zona afectada .Hay que olvidar los problemas, las rabias, las tristezas y las preocupaciones y te darás cuenta que de a poco esto contribuirá a destruir el cáncer. Conocí un caso de una paciente en el oncológico que a pesar de haber tomado medidas muy parecidas a las que yo tome; no logro sobrevivir, duele decirlo que el cáncer le ganó la batalla y todo por no saber controlar sus emociones negativas.**Recomendaciones:** a) Los médicos me recomendaron ir a un psicólogo para recibir terapias emocional yo en vez de eso me inyecte mi propia terapia motivacional, en este caso elegí como mi segunda opción.b) Pensar en algo de la cual me diera motivación para vivir <<mi hijo Wisler>>.c) Estar con gente de la misma condición que yo) Sentir el apoyo familiar.2) **La Quimio y la Radio** Es inevitable este paso; desde mi punto de vista, ya que cuando se habla de medicina científica ;estamos refiriéndonos a un mecanismo que ha sido comprobado, certificado y aprobado por expertos en la materia y alcance las expectativas deseadas, lo pude certificar en carne propia, cuando en un inicio había tomado la decisión equivocada de optar únicamente por una medicina alternativa, si bien es cierto muchas personas que conocí fallecieron llevando a cabo solo la medicina científica, no puedo dejar de mencionar que yo; siendo un caso contrario estuve a unos pasos de la muerte por el hecho de haber recurrido solamente por la medicina alternativa en este caso <<la dieta alcalina >> .Mi propuesta es : Usar la medicina científica en conjunto con la medicina alternativa .3)**Dieta alcalina** La aplicación de esta dieta no la lleve a cabo como lo hice al principio, para no dejar de alimentar con comidas cocidas, que es una de las cosas que la dieta prohíbe por la sencilla razón de poder resistir a la quimio y las radios donde es necesario alimentarse con proteínas. Sin embargo suspendí de mi dieta la azúcar blanca; supliéndola por azúcar morena o papelón, a su vez elimine la harina blanca y las grasas. 4) **Alimentación balanceada**: desayuno; ingerir un vaso de jugo que aporta vitaminas y

nutrientes necesarios acompañados de<< plátano sancochado, el cual supe después que es anticancerígeno>> papa sancochada, auyama y hasta arepa pelada de maíz amarillo y consecuentemente una ensalada de tomate, cebolla ,pepino ,lechuga ,pimentón, albahaca, espinaca, ajo y limón. Almuerzo; arroz, ensalada de papa, remolacha y zanahoria, de proteína o carne magra aliñada con ajo, cebolla licuada, ají, pimentón y sal .y un vaso de jugo que me suba las defensas cena: arepa de maíz pelado, también puedo comer plátano o papa con ensalada verdes y un buen vaso de jugo de zanahoria, pimentón, pepino y cambur ricas en potasio y vitaminas A, sube las defensas a)**A base de vegetales**: espinaca, cebolla, tomate, lechuga, pepino, <<apio España supe también que es anticancerosa>> ect. b) **A base de proteínas**: como por ejemplo carne magra, pollo, huevos. c) **Bebidas a base de plantas medicinales**: La forma de la preparación la he publicado en un libro que he escrito en Amazon <gratis> llamado Plantas Medicinales Que Influyeron En La Desaparición Del Tumor Maligno En Mi Cuello uterino) **Jugos de frutas para subir las defensas**: **1er) jugo del día**: zanahoria, pimentón, remolacha y cambur **2do) jugo del día**: zanahoria, pimentón, pepino y cambur. **3er) jugo del día**: mango, pimentón y pepino. Todos los jugos en el día eran muy variados, de manera de aguantar en su momento las radios y quimio no se pensó que yo iba a optar por la medicina científica; sin embargo no dejo de reconocer que la medicina alternativa no la deje en ningún momento a un lado, me sirvió de mucho y seguí reforzando el sistema inmunológico era unos de los objetivos trazados yo quería estar fuerte para aguantar el tratamiento y así fue, la única desventaja que así comiera toneladas la enfermedad me afecto con un estado de delgadez extremo; fue impresionante de pesar 52 kilos a 38 kilos parecía un espagueti caminando, actualmente me da risa viendo el lado jocoso ,pero para aquel momento para mí, fue muy aterrador perdí 14 kilos y yo no soy gorda, porque siempre me preocupe por ejercitarme, inclusive después que tuve a mi hijo, a los 3 meses en un abrir y cerrar de ojos mi vida había cambiado era necesario esforzarme ya que una madrastra no va a suplirme por completo en la dedicación y amor que requería mi pequeño bebe, yo dependía de la Fe , la entrega de Dios, creer en mí y la voluntad de ver crecer a mi hijo y disfrutarlo al máximo; son emociones encontradas que me hicieron más fuerte tenía que tomarme todas esos jugos, los té de plantas que curan el cáncer y comer ,yo no sabía de donde sacaba tanto ánimo, aunque debo de reconocer que me embarga sentimientos de desesperación y depresiones; me regañaba hablaba conmigo misma, hablaba con Dios ,oraba realizaba unas oraciones que vi e investigue que se relacionan con el Hooponoopono mi meta en ese momento era no decaerme . 5) **Plantas medicinales**. 1. La guanábana .Fruta deliciosa y milagrosa se aprovecha en comer, en tomar su jugo e incluso sus hojas son curativas. Propiedades .Es potencialmente efectiva es rica en vitamina c, b1 y b2 y minerales como magnesio, potasio, cobre y hierro. Posee un alto contenido de fibra que ayuda al estreñimiento.Las propiedades de esta fruta han sido muy beneficiosas, en efecto los factores de riesgo cancerígenos disminuyen y por consiguiente destruyen células malignas de manera satisfactoria. Enfermedades Curables Con La Hoja Y La Fruta De La Guanábana. Combate y elimina el cáncer de: Pulmón, Mama, Próstata, Colon. Preparación sencillas y Muy Eficaz .! Resultados Increíbles!**1er Modo de Preparación. De la Guanábana**.Añade en una olla 2 o 3 tazas de agua dejar hervir colocas las hojas de guanábana de 3 a 4 hojas de la mencionada planta se deja hervir por un tiempo que no exceda de 5 minutos y se tapa para que no pierda sus propiedades, ni amargue y sírvase en una taza si lo desea colóquele miel. En mi caso soy de las personas que los remedios caseros los tomo sin dulce ya que para mí pierde la esencia de lo natural y de esta forma lo tomo con mucho más gusto, por lo común lo ingiero con una cucharada de bicarbonato es sumamente potente, es como si estuviera haciéndome un tratamiento de quimioterapia y alcaliniza tu organismo. **2 do Modo de Preparación de La guanábana**. Añadir 1 litro de agua en la olla cuando comience a hervir colocar de 12 a 15 hojas apague y déjelo por 5 minutos tapado y cuando se enfríe si desea agregue una cucharada de bicarbonato antes de envasar. Luego remueva el bicarbonato con el líquido ya envasado de manera que los dos hagan su función y se concentre listo para tomarlo durante todo el día. Recomendación: Lo esencial es la combinación ya que sus propiedades son altamente eficaces tanto así que evita la oxidación celular, hidrata, oxigena y disminuye la predisposición a factores de riesgo cancerígenos (apoptosis celular) destrucción o muerte de las células. De acuerdo a mi conocimiento, (la combinación perfecta del bicarbonato en conjunto con la guanábana) es fundamental ya que está científicamente comprobada la efectividad de dicha planta.**Número 2. Diente de león** .Esta no muy conocida planta es un poco curiosa por sus diferentes nombres le dicen <<achicoria>>, la llamada <<mala hierba>> o nuestra esencial << Diente de León>> cualquiera de estos nombres no dejan de señalar sus más importantes propiedades han sido trascendental para el consumo de ella. Propiedades .Existen otros componentes resaltando las vitaminas A, B y C No obstante contiene ácido fólico teniendo como aliado otros como: hierro, taninos y el potasio; siendo todos primordial para el beneficio en la salud. Enfermedades Curables Con La Hoja .Sirve combatir la retención del líquido, limpia el organismo, mejora el estado de la piel, trabaja en la eliminación de toxinas, es un laxante natural, desintoxica los pulmones y el hígado, ataca el cáncer, mejora el proceso de digestión, combate y previene la anemia ayuda en el caso de hipertensión, elimina el colesterol, mejora el apetito, trata la diabetes, contribuye a expulsar las piedras en los riñones, es importante en el proceso de la circulación. Preparación. Colocar 1 litro de agua en una olla hasta hervir aguegas 3 o 4 cucharada de Diente de león " por 5 minutos, tape y apague, vierta el contenido en un recipiente para envasar, se va tomando durante el día Recomendación: Agregar una cucharada de bicarbonato antes de envasar y listo para tomar durante el día.**Número 3**. El Vástago del cambur o plátano Es asombroso y maravilloso La utilización del Vástago, ya que de ella se extrae el corazón del tallo del cambur siendo de este la fibra. **Propiedades**.Cómo es astringente diarreico, sana las hemorroides, , es capaz de eliminar tumores del cuerpo .Enfermedades Curables Anticancerígenos, antioxidante, mineralizante, normaliza la anemia, la hemoglobina, los glóbulos rojos bajos. 1era .Preparación. Cortan el tronco del árbol de cambur o plátano y extrae el corazón del tallo antes descrito, una vez de haber obtenido el vástago; sacan de él, el zumo quien pudiera hacerlo estaría tomando durante el día parte del << milagro de dios la cristo terapia>> es sumamente potente claro que hay formas distintas de consumirse. 2da Preparación. Lo digo de esta manera ya que es muy fibroso y la licuadora se me daño, no pude licuarlo por lo tanto obte por tratar de cortarlo lo más pequeño colocarle agua suficiente en un recipiente y taparlo. Para concluir en este espacio de acuerdo al comentario que explique se debe tomar durante todo el día un vaso de agua de ese preparado, quien pueda exprimir mucho mejor para mayor efectividad del Vástago del cambur o plátano.Observación. Este contenido se debe ingerir por un tiempo de 3 meses aproximadamente ya que se estaría consumiendo otras plantas debe haber un equilibrio un día estaría tomando de dos a tres plantas medicinales para mejores resultados. Número 4. La chaya. (Cnidoscolus aconitifolius) el nombre de chaya, deriva del vocablo maya Chay. Ha sido consumida desde tiempos inmemoriales, un arbusto robusto de hojas perennes son cocinadas y preparadas como las espinacas. Durante varios siglos, constituyó un alimento primordial en la alimentación maya. Propiedades.*La regulación de la presión arterial*Mejora la circulación sanguínea*Reduce el peso corporal*Aumenta el calcio en los huesos*

Facilita la digestión Los nutricionistas manifiestan que la Chaya proporciona enormes beneficios al organismo humano, pues además de las propiedades antes descrita, se presenta estás a continuación : recupera la visión, desinflama las venas y hemorroides, combate el estreñimiento, ayuda a la expulsión de orina y leche materna, baja el nivel de colesterol y ácido úrico previene la tos descongestiona y desinfecta los pulmones previene la anemia mejora la memoria y las funciones del cerebro y combate la artritis y la diabetes. La Chaya cura las infecciones de la garganta, enfermedades de la piel, dientes, encías y la lengua. A los niños los ayuda en el crecimiento y desarrollo de huesos y músculos y a las mujeres les da fuerza en el período crítico de la menstruación. Esta planta como infusión actúa favorablemente sobre las dolencias del organismo humano, sin producir efectos negativos. Preparación. Añadir agua en un envase de peltre para la cocción una vez que este hirviendo se sirve lo más recomendable es que deben ser cocinadas de 5 a 15 minutos antes de ser ingeridas, ya que tienen un alto contenido de ácido cianhídrico. Observación: Está confirmado que las hojas crudas son tóxicas. No se recomienda la ingesta de más de 5 hojas al día.**Número 5 .Hierba** mora Es realmente asombrosa los beneficios de esta planta Las flores, tallos, las hojas y los frutos son adecuados para conseguir el alivio a diversos tipos de trastornos se puede decir que se consume en su totalidad.**Propiedade**s Las partes empleadas para obtener sus beneficios, destacan los frutos y las hojas. Estos tienen poder analgésico, antiespasmódico, sedante, antiinflamatorio, son muchos los Beneficios para la salud de la Hierba MoraHierba mora: Se caracteriza por ser anti-séptica, antiinflamatoria y diurética.*Tratamiento para curar las úlceras bucales*Prevención de problemas digestivos*Decocción para la fiebre *Pasta de hierba mora para trastornos de la piel*El control de la diabetes*Reducción de trastornos hepáticos*Hierba mora para quitar la tos *Para los problemas del asma ayuda a aliviar la congestión *Es Diurética*Promueve las infecciones urinarias.*Problemas en la Menstruación*Para las convulsiones*Control de la inflamación*Tratamiento de las hemorroides*Solanum nigrum para los ojos: ayuda mejorar de las condiciones de los ojos como sensación de picazón o la conjuntivitis.*Promueve una mejor salud: Tratar problemas de la tuberculosis, la lepra, la nariz e infección en los oídos. Es importante documentarse sobre las hierbas para conocer los detalles completos de los expertos. Usos culinarios: El fruto fue registrado como un alimento en el siglo 15 de China. A pesar de los problemas de toxicidad con algunas formas, las bayas maduras y hojas hervidas comestibles se comen. Las hojas cocidas a fondo aunque con sabor fuerte y ligeramente amargo se utilizan como la espinaca. Las bayas de hierba mora negras maduras se describen como dulces y saladas.**Precaución 1Síntomas** de intoxicación son normalmente un retraso de 6 a 12 horas después de la ingesta Los síntomas son toxicidad incluyen fiebre, sudoración, vómitos, dolor abdominal, diarrea, confusión y somnolencia. Las toxinas de Solanum nigrum están más concentradas en las bayas verdes sin madurar, y las frutas inmaduras deben ser tratados como tóxicos. Importante mencionar que la mayoría de los casos de sospecha de intoxicación se deben al consumo de hojas o frutas no maduras. Se debe tener conocimiento del tema.**Precaución 2**Los nombres pueden variar según los países. No obstante refiero que, es importante asegurarse de que la planta que elijamos sea la que corresponda con la que aquí se describa por ello lo mejor es comprobar el nombre científico o botánico.Consumo: En particular yo me comía la fruta ya que en la investigación se relacionaba en la ingesta de ella, en mi caso particular son muy agradables al paladar y de hecho mi mente estaba proyectada en mi sanación.**El bicarbonato de sodio**El nombre del bicarbonato muy conocido por su efectividad ciertamente nos ha brindado un sin fin de beneficios .De acuerdo a sus propiedades antiácidas, es realmente un eficaz digestivo, combate el reflujo gástrico, neutraliza el ácido clorhídrico y lo transforma en cloruro de sodio ciertamente proporciona un alivio inmediato. Por otra parte retarda la progresión de la insuficiencia renal crónica, este posee una acción antiséptica en cuanto a las bacterias y hongos. Ciertamente el uso como enjuague bucal ayuda a la eliminación de los parásitos que viven en la boca y por consiguiente destruyen el esmalte dental, hacer gárgaras sirve en el alivio al dolor de garganta es recomendable para la irritación y la tos. El bicarbonato de sodio tiene la propiedad de alcalinizar el organismo, ayudando a los riñones a eliminar la acides generada por los malos hábitos alimenticios. Debo recalcar la confianza que yo tengo en el bicarbonato de sodio, ciertamente proporciona un sin fin de beneficios que me hace sentirme renovada, sin que me quedé nada por dentro el efecto de preparación de está, no es más que una simple agua ,es más que eso, es una sustancia que mezclada con otra proporciona alcalinizar el cuerpo consiguiendo equilibrar el pH del organismo la cual podría reducir o destruir células maligna del cuerpo, la eficacia de tan nombrada preparación es para mí fundamental, se puede tomar antes de recibir la quimioterapia como lo hice yo con 5 días de antelación ya que al tomarla están reduciendo cualquier posibilidad .Está bebida la han recomendado en varias ocasiones por grandes expertos que han sido testigos de su efectividad .En mi situación en aquel momento debía de acelerar cualquier decisión, para avanzar y destruir células que podría ser perjudiciales por el grado que se encontraban. Preparación: Agregar un litro de agua en un envase de cristal o plástico abierto en la parte de arriba, se corta el limón de 4 a 8 rodajas y se le coloca una cucharada pequeña rasa de bicarbonato de sodio, está se va a tapar bien con una manta o un paño seco de cocina en un ambiente natural hasta el otro día, lo primero es tomar está agua alcalina en ayunas te desintoxica el organismo los beneficios son innumerables e increíbles. Plantas que no puedo dejar de nombrar, porque contribuyeron en ciertos casos; los cuales estaban correlacionados con la enfermedad.**1)La mata de mango**Esta planta logró ser una bendición en mí, ya que me bajaba las inflamaciones del vientre, que eran causados por la enfermedad del cáncer de cuello uterino, que de momento me hacía ver barrigona.Modo de preparación Lavar unas 10 hojas de mangos, luego ponerlas a hervir sobre un litro de agua. Una vez que el agua hierva y cambie de color, estará lista la bebida. Dejar enfriar al aire libre, y luego meter en la nevera, para tomar bien frío.2) Mata de sangría: Esta planta yo la utilice para que me subiera la hemoglobina, cuando la tenía muy baja. Modo de preparación Extraer unas 30 hojas de la mata y luego de lavarla, colocarlas a hervir en un litro de agua, luego que el agua tome un color rojo, bajarlo del fuego y dejarlo reposar. Una vez que este frío, meterlo en la nevera y luego tomarlo.

Capítulo. XIV. Las Impresiones de mis compañeros luego de curarme.

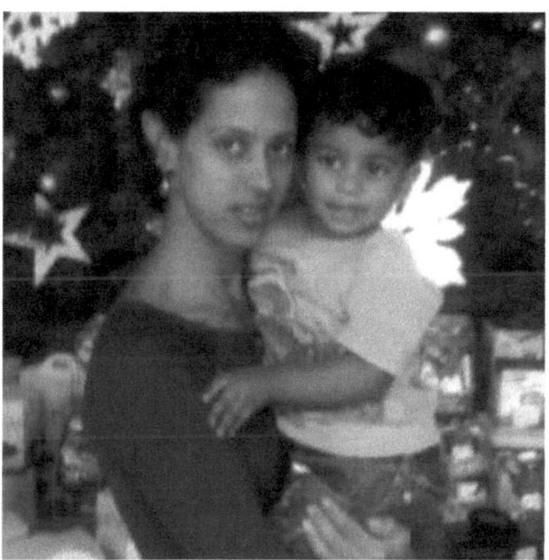

Una vez de haber concluido la fase de las <<30 radiaciones en conjunto con las 4 quimios recuerdo que el tumor se redujo a 1 cm y medio me correspondió ir a <13 radioterapias>más, que los doctores me habían recomendado para cerrar ese ciclo una vez finalizado ese proceso me dieron cita para la consulta médica y evaluarme>>; llegue me atendieron bien como siempre, tomaron muestra de citología y volver a evaluarme para mi próxima consulta verificando la posible curación, Fue el día más maravilloso y hermoso de mi vida mis compañeras no lo podían creer que me había curado en tan poco tiempo, 3 meses ya que un 24/03 /2017 fue muy significativo en mi segunda consulta después de haber recibido los resultados que ya estaba en mi historia clínica como paciente, el doctor Castillo me dijo-Ya estás bien Arlina ,ya no tienes nada estas curada, hay que esperar que te den respuesta de tu resultados en la sala de quimio cuando te toque consulta, pero felicitaciones estas limpiecita en esa área, no hay muestra de nada aquí se lee satisfacción para evaluación ,negativa para lesión intraepitelial o malignidad .Estas curada solo te queda los rastros de la radioterapia en la zona que fue afectada en pocas palabras adentro del útero a veces te pasara que cuando tengas relaciones con tu pareja sangraras un poco al principio porque estarás sensible pero es necesario que tengas vida sexual ya de otra forma puede cerrarse; a nivel medico se llama sinequia vaginal y esto será perjudicial para nosotros por la evaluación médica que se requiere como mínimo, tendrás que llevar relaciones sexual 3 veces a la semana para que vaya abriendo y se nos haga más fácil el trabajo para nosotros okey eso es lo único que te puedo decir por lo demás disfruta a tu bebe . Me emocione tanto que le pedí al doctor que me abrazara por la felicidad que sentía, él se reía satisfecho por los resultados y mi felicidad que estaba a flor de piel.**En la actualidad** A pesar de que estoy completamente curada; hoy 15 de diciembre de 2020; otras son las razones que me ponen la vida complicada y es la continuación de la crisis económica; desunión; entre hermanos venezolanos que se odian unos a otros por diferencias ideológicas. Sumado a bloqueos comerciales y una pandemia que azota el mundo entero. Sin embargo estoy luchando incansablemente, al lado de mi esposo que me ha estado a apoyando en los momentos más difíciles de mi vida; en compañía de mi hijo que es el fruto de nuestro amor y el resultado final de todo mi esfuerzo por vivir y luchar incansablemente hasta hacer todo lo posible para cumplir nuestros objetivos, que en estos momentos producto a los acontecimientos geopolíticos estos han sido redimensionados al Marketing digital y este libro y muchos otros más es una muestra de ello. Aunque como ya lo he mencionado; no fue nada fácil para mí; realizar este libro, porque a muchos no le agradan recordar cosas que les causen tristeza y yo soy de esas personas; pero como sé que no es fácil sufrir cáncer y no ver una mano amiga que conozca tu sentir y te comprenda decidí llevar a cabo este proyecto. Estoy como de seguro están muchos venezolanos y esperando que algún día mi país sea como era antes; llena de paz; progreso y prosperidad. Actualmente los centros de salud; ya no están como estaban cuando me realizaban los tratamientos; ahora ha sido más complicado encontrar los medicamentos de quimio; que son muchos y gran parte los traen del extranjero y se requieren de divisas para comprarlas lo mismo sucede con la máquina de radio y otros aparatos; algunos requieren de reparación para seguir dándole su debida utilidad. He sabido de personas que actualmente se han muerto; por no tener disponibilidad de comprar los medicamentos y como eran pobres el estado se los otorgaba pero en crisis resulta ser muy difícil. Por lo menos se ven abastecidos los súper mercados de mucha comida; algo que no se veía cuando me llevaban a cabo mis tratamientos; Encontraba los medicamentos; algunos por el estado; otros por medio de personas solidarias pero el asunto de la comida estaba muy complicado; estoy refiriendo a los años: 2016; 2017; y 2018. Los que vieron el vídeo que muestro dando publicidad de este libro; se podrán dar cuenta; a lo que me refiero; en una de las fotos donde salgo abrazando mi hijo; me encuentro en un estado de delgadez; producto de la misma crisis; a pesar que por un momento la recesión económica no me afecto a mí y a mi familia; por lo que había mencionado en uno de los capítulos; mi esposo trabajaba un oficio que la crisis llevo a que fuera muy cotizado; como lo es la mecánica, actualmente mi esposo por razones personales no trabaja tal oficio. Hace 4 días mi hijo cumplió años y a causa de la misma crisis no pude celebrar su cumpleaños; pero solo digo; vendrán tiempos mejores. Así como soy yo te pido, que tú también seas, porque Dios nunca deja a sus familia desamparada.

Capítulo. XV. Una historia que no puedo dejar de contar.

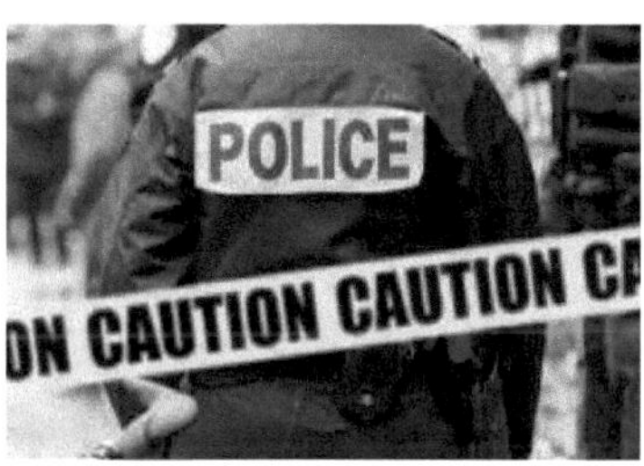

No quise terminar este libro <<mi libro>> sin antes relatar una historia de un amigo que conocí de forma circunstancial en mi vida; pero que llevare siempre en mi corazón; por su autenticidad, determinación, humildad, alegría y simpatía que mostro ante aquellas personas cercanas en su existencia. Lo conocí hace 22 años, en aquellos tiempos en mi casa no teníamos que comer, mi hermano mayor quien solía ir a la montaña; para ver que animal podía cazar y así llevar sustento al hogar; en ese entonces tenía unos 24 años de edad ; se marchó en compañía de un señor que era el esposo de mi hermana mayor . En el camino se toparon con una persona que estaba sentada en el camino de los alrededores de la montaña; sin ningún rumbo a adonde ir. Mi hermano que se caracteriza por ser una persona amistosa lo saludo y le pregunto — hola amigo y ¿para dónde se dirige? Él le respondió —hola...no soy de esta zona; estoy perdido; quise escaparme del mundo en el que estoy y ¿ustedes hacia donde se dirigen? —nosotros vamos montaña arriba a cazar algún animal; ya que en la casa no hacemos nada estando acostados. —Yo tengo comida en este bolso, suficiente como para un batallón, si ustedes gustan les puedo dar. Mi hermano muy feliz contesto —bueno hagamos una cosa...como tú estás perdido y a su vez buscas un lugar en el cual quedarte para pasar tus días libres de los problemas. Te propongo que te vengas con nosotros; te diremos cuál es el camino de vuelta a la civilización y si no deseas volver a la ciudad, te puedes quedar en mi casa; en agradecimiento...tu sabes... por ofrecernos de tus reservas ¿Qué me dices? ¿Aceptas? —sí, está bien voy con ustedes. Aquel día mi hermano y mi ex cuñado se devolvieron a casa con aquel extraño. Al llegar; mostro su bolso repleto de enlatados como: Atún, un producto llamado diablitos, que también venia en latas; cervezas en latas, agua mineral y muchas galletas de diferentes clases. Su bolso era, de esos que se utilizan para acampar; muy grande con muchos productos no perecederos. Mi hermano nos lo presento diciendo —familia conozcan a un amigo que conocí en el camino; rumbo a la montaña. —mucho gusto me llamo Luis Edgardo Cada una de nosotras nos presentamos con la persona que sin saberlo marcaría un momento muy lindo en nuestras vidas; durante 6 meses. Luis; se quedó durante 3 días en la casa y luego se marchó, pero no dejaba de ir; conforme paso el tiempo se fue ganando un cariño incondicional. Las veces que nos visitaba tenía un saludo muy peculiar en el que todos nosotros nos dábamos cuenta que había llegado a la casa; en aquel tiempo había una publicidad muy famosa mostrada en la televisión y que se escuchaba en la radio no recuerdo de que empresa era la cuña; pero gracias a él no olvide cada palabra al momento de saludar él decía muy fuerte — ¡vaya! —y nosotros respondíamos ¡vacila con tus panas! Siempre ese era el grato saludo con el que llegaba. Reíamos mucho con él; era un gordito muy simpático, al que no me gustaba como hombre, pero me agradaba como amigo. Nos contó un poco de su historia; diciendo que su vida no había sido nada fácil; ya que su papa lo mando a trabajar cuando tenía tan solo 11 años; en muy corta edad fue conociendo lo duro que es ganarse el pan. Poco a poco fue forjando su propia independencia económica logrando trabajar en varios restaurantes; claro, Luis recibió mucha ayuda de personas que viendo sus ganas de crecer. Sin importar que no tuviera un vínculo de consanguinidad con Luis; decidían ayudarlo. Al tiempo el logro comprar un inmueble; justo al centro de la ciudad, y fue modificándolo poco a poco convirtiéndolo en un modesto hotel en el cual vivía de las rentas; y a los 30 años ya no le trabajaba a nadie pero por desgracia; sucedió algo inesperado en su vida, que cambio por completo su paz espiritual. **El día que veíamos cine en casa**: Estábamos viendo unas películas, mi familia en compañía de Luis habíamos visto varias desde las 7 de la noche, justo cuando eran las 11:30 de la noche; todos comenzaron a irse poco a poco del corredor a descansar; en el lugar donde se instaló el televisor solo quedábamos Luis y mi persona. Él me dijo —Ahora que quedamos solos te voy a decir un secreto; ¡pero no le vayas a decir a nadie lo que tengo pensado hacer! Sabes tengo cáncer en la sangre y en el cerebro y lo mejor que puedo hacer para no sufrir ser quitarme la vida. -De inmediato comencé a llorar desconsoladamente y le dije — ¿Por qué? ¿Por qué lo vas hacer? debe existir alguna forma para combatir esa enfermedad, vamos a buscar que alternativas hay para eliminarla. — Aun así, mis lágrimas no cesaban, no paraban de salir de mis ojos unas tras de otras, él me decía un poco nervioso —pero tranquila no llores; ¡que va a decir tu hermano y toda tu familia, que yo te hice llorar! — ¡qué otra cosa se le va a decir! ¡Porque estoy llorando... por tu culpa! — Respondí —Ya está decidido; no hay vuelta atrás ¡conseguí una pistola y la voy a utilizar para quitarme este dolor que no me deja vivir! Te voy a regalar una navaja como muestra de mi gratitud no se la vayas a dar a nadie, quiero que la cuides muy bien, no se la vayas a prestar ni a tu hermano yo le obsequie una, ¡esta es para ti! Aquel día terminamos de hablar del tema, yo me seque las lágrimas; nos fuimos para la habitación de mi hermano donde dormíamos todos cada vez que él llegaba a la casa; ya entendía lo que pasaba; era por eso que no le gustaba dormir solo en el cuarto, siempre decía <<vamos a dormir todo como en familia en una sola habitación>> luego entendí porque no quería estar solo; pues deseaba vivir sintiendo el cariño que un día dejo de tener por el simple hecho que su familia no era unida como nosotros, llego a tener muchos inconvenientes familiares ninguno lo apoyo, sin embargo; fue perseverante ya que se valió por sí mismo desde muy joven; siendo este independiente y disciplinado como ninguno; me quede pensativa hasta que concilie el sueño . Al día siguiente mi hermano bien temprano comenzó a escuchar música recuerdo que era una balada muy triste pero hermosa del famoso cantante Alejandro Sanz la canción se llamaba corazón partido. No era a nada fácil su situación, pero sentía en el fondo que podía haber una solución, pero nunca la buscamos por nuestra ignorancia, ya que el cáncer ataca en silencio sin pestañar; pase la página de todo aquello que me había hablado la noche anterior creyendo que todo lo que me dijo eran solo palabras; cumplí la promesa de no decir nada de lo comentado. Días después fuimos al hotel donde residía Luis; lo visitábamos mi hermana, mi mama y mi persona a veces le jugábamos bromas pesadas; cuando llegábamos al sitio le decíamos al recepcionista que no le avisara para que se asombrara ya que mi hermana con una tarjeta le abría el cuarto e inmediatamente nos lanzábamos en la cama para intentar sorprenderlo con una chica en su cuarto jajaja; pero jamás lo agarramos infraganti. **El lamentable día:** Nos dirigimos al hotel de Luis; ese día fuimos en el carro de mi ex cuñado, mi hermana Angie, mi mama y yo. Cuando llegamos al sitio, visualizamos en la entrada cintas amarillas de seguridad para que no pasaran las personas y a los alrededores muchos policías, estábamos saboreando un delicioso helado rallado; mejor conocido como <<raspado>> este se me derritió una vez que vimos toda la situación no lo creía al ver a la multitud afuera esperando no sé qué pensé y dije— ¡Ay por dios! ¡Ojala que no haya cumplido lo que me dijo que haría! Mi familia que estaba conmigo en el vehículo; preguntaron ¿pero qué fue lo que te dijo que haría?- que se iba a suicidar —respondí. Mi cuñado de inmediato se bajó del vehículo; le pregunto a un particular, mientras este le respondió —no puede pasar amigo el dueño del hotel tomo una pistola y se suicidó. Mi ex cuñado regreso al carro; a darnos la mala noticia y todos empezamos a llorar como niños de 5 años. Porque se nos había ido de este mundo un gran amigo. Con el tiempo mi hermano nos contó algo que nunca nos dijo aquel día cuando había llegado Luis Edgardo a nuestras vidas; por temor de que lo fueran a ver como un loco; era lo siguiente Luis se había ido a las montañas por la sencilla razón que pretendía acabar con su vida. Esta historia la quise dar a conocer como una reflexión más para aquellas personas que pensaran hacer lo mismo que hizo Luis; reconsideren tal acciones, porque podría existir muchas posibilidades de vivir si tienes fe de que así será: porque no hay nada en este mundo que la voluntad y el amor de Dios no pueda lograr; solo se debe creer y lo demás vendrá por sí solo.

Conclusión

Si has llegado acá; al final de mi libro; sin utilizar los hipervínculos ni habiendo simplificado la lectura. Ha sido porque lograste leer todo el contenido del libro. Haciendo un recuento de todo lo que he relatado hago una reflexión afirmando lo siguiente: Si pude lograr superar todos los obstáculos que la vida me puso en el camino ¿porque tú no? Estuve a punto de morir cuando era tan solo un bebé. Tuve una lesión en mi rodilla, que por poco me deja discapacitada. Sufrí un accidente de tránsito en el que estuve a punto de perder la vida... Prácticamente con toda mi familia y por último, por si no fuera suficiente para mí... Me diagnosticaron un cáncer de cuello Uterino; que me hizo sentir por un momento sin esperanzas, porque no es fácil para ninguna mujer que te digan<< Usted tiene cáncer en el cuello uterino y tiene que ponerse a la orden de un oncólogo lo antes posible >> para ninguna mujer con hijos o sin hijos y con una vida normal y tranquila, no es para nada fácil ¡Es muy duro! Pero yo me siento feliz porque pude afrontarlo y superar todos los obstáculos. Está en ti que tengas la voluntad de aferrarte a la vida, que te sientas en la capacidad de encontrar una razón para vivir y no flaquear. En pocas palabras... Me gustaría que seas; como dice mi madre << que tengas los ovarios para afrontar todas las circunstancias favorables y no tan favorables que se te presenten>> no es fácil, pero tampoco es imposible. Jamás pierdas la fe en Dios porque con el muchas cosas se pueden lograr; jamás seas cobarde en cualquier eventualidad que se te presente ya que el detesta a los cobardes. Pide ayuda cuando no sepas o cuando sientas que estas en un túnel sin salida, pero jamás dejes de intentarlo.

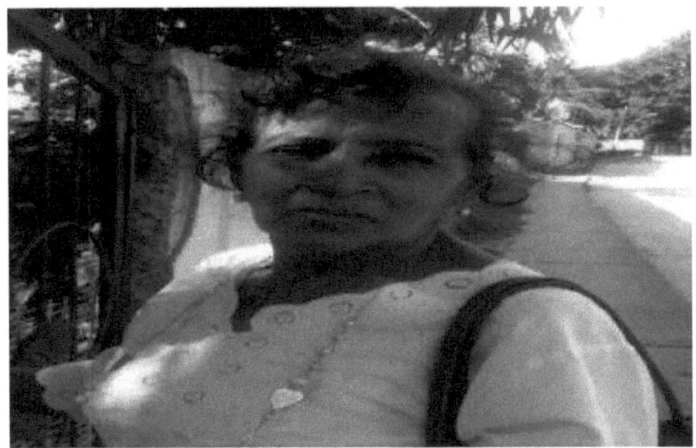

Imagen de mi madre, quien me apoyo en todo momento, en tan difícil situación.

Acerca del autor

Abogada, madre, esposa e hija. Aferrada en todo momento a la vida y a todo lo positivo que me ofrezca el Universo, en conjunto con Dios.

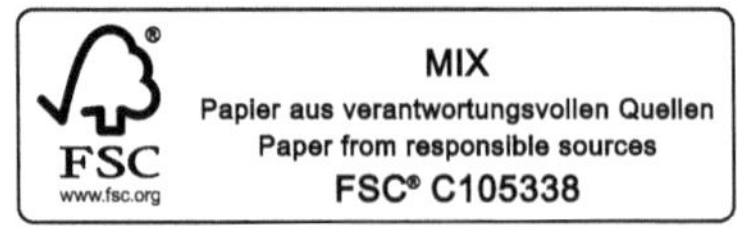

Printed by Books on Demand GmbH, Norderstedt / Germany